KANN MUSIKTHERAPIE DIE SOZIALEN FÄHIGKEITEN VON KINDERN MIT AUTISMUS-SPEKTRUM-STÖRUNGEN VERBESSERN?

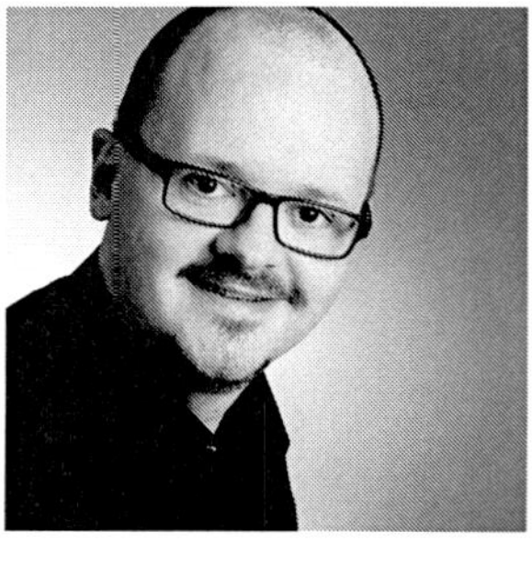

Gero Schwager studierte Jazzgitarre an der Folkwang Universität der Künste Essen sowie Sonderpädagogik an der Carl von Ossietzky Universität Oldenburg.

Gero Schwager

KANN MUSIKTHERAPIE DIE SOZIALEN FÄHIGKEITEN VON KINDERN MIT AUTISMUS-SPEKTRUM-STÖRUNGEN VERBESSERN?

Eine Auswertung aktueller Studien

BÜCHNER

Gero Schwager
Kann Musiktherapie die sozialen Fähigkeiten von Kindern mit Autismus-Spektrum-Störungen verbessern?
Eine Auswertung aktueller Studien
ISBN (Print) 978-3-96317-115-4
ISBN (ePDF) 978-3-941310-613-5

Satz und Umschlaggestaltung: DeinSatz Marburg
Druck und Bindung: Schaltungsdienst Lange oHG, Berlin
Die verwendeten Druckmaterialien sind zertifiziert als FSC-Mix.
Printed in Germany

Bibliografische Informationen der Deutschen Nationalbibliothek:
Die Deutsche Nationalbibliothek verzeichnet diese Publikation in der Deutschen Nationalbibliografie, detaillierte bibliografische Angaben sind im Internet über http://dnb.de abrufbar.

Inhalt

Abbildungsverzeichnis

Tabellenverzeichnis

Kastenverzeichnis

1 Einleitung

> When I was young, I invented an invisible friend called Mr. Ravioli. My psychiatrist says I don't need him anymore, so he just sits in the corner and reads (Max Jerry Horowitz aus Mary & Max, 2009).

Autismus-Spektrum-Störungen (ASS) beschreiben eine Gruppe der tiefgreifenden Entwicklungsstörungen und äußern sich durch deutliche Auffälligkeiten in den Bereichen der sozialen Interaktion, der Kommunikation sowie durch stereotype und repetitive Verhaltensweisen (Kamp-Becker & Bölte, 2014). Diese qualitativen Beeinträchtigungen können in ihrer Ausprägung variieren, jedoch persistieren sie über die gesamte Lebensspanne. Autistische Störungen sind somit nicht heilbar, ihre Symptome können allerdings durch therapeutische Interventionen bedeutend gebessert werden (Kamp-Becker & Bölte, 2014). Welchen Beitrag musik-therapeutische Interventionen auf eine eventuelle Besserung der Symptome speziell in den Bereichen der sozialen Interaktion und Kommunikation leisten können, soll daher Gegenstand der vorliegenden Arbeit sein.

Besorgniserregend sind im Zusammenhang mit ASS Berichte über einen »dramatischen« Anstieg ihrer Prävalenz in den letzten Dekaden (Brondino et al., 2015). Auch Elsabbagh et al. (2012), Fombonne (2009) und Wheeler et al. (2008) berichten von einem ähnlichen Anstieg der Prävalenzschätzungen. Obwohl mögliche Ursachen für diesen Anstieg im weiteren Verlauf der Arbeit diskutiert werden, unterstreicht diese grundlegende Entwicklung trotz allem die Notwendigkeit, betroffene Kinder und Jugendliche und deren Familien im Umgang mit den Symptomen einer ASS zu unterstützen. Gerade die Familien sind in Aussicht auf eine Verbesserung ihrer Lebensqualität oftmals bereit, neue, alternative und notfalls auch wissenschaftlich noch nicht bewährte Therapien auszuprobieren (Wheeler et al., 2008). Jedoch sind die Familien auch – vor allem wenn es um medikamentöse Therapien geht – besorgt über mögliche Nebenwirkungen und bevorzugen alternative Behandlungsmaßnahmen (Brondino et al., 2015). Laut einer Internetumfrage von 2006 unter 540 Familien mit einem Kind mit ASS hatte jede Familie im Schnitt bereits sieben Therapien ausprobiert (Brondino et al., 2015). Auch dies verdeutlicht die Notlage der betroffenen Familien und den dringenden Bedarf nach einer wirksamen Therapieform – möglichst ohne Nebenwirkungen. Ob Musiktherapie in dieser Hinsicht möglicherweise eine vielversprechende Alternative bietet, soll im weiteren Verlauf dieser Arbeit thematisiert werden.

Obwohl Musiktherapie von ihrem Wesen her schon Jahrtausende alt ist, unterlag sie noch nie einer so rasanten Entwicklung wie seit Mitte der 1980er Jahre (Argstatter et al., 2007). Sowohl in quantitativer als auch in qualitativer Hinsicht. Denn zum einen haben sich die Publikationen musiktherapeutische Forschung betreffend alleine von 1985 bis 2005 von 534 auf 3012 Artikel nahezu versechsfacht, mit weiterhin steigender Tendenz (Argstatter et al., 2007). Ein ähnliches, etwas aktuelleres Bild über den Anstieg an Publikationen zeichnet Abbildung 1, auch wenn hier zu deren Erfassung lediglich das *Web of Science* genutzt wurde. Zum anderen, also sozusagen in qualitativer Hinsicht, zeigt sich ein Trend weg von der kasuistischen Forschung hin zu randomisierten kontrollierten Studien, in einem klaren Bestreben die Musiktherapie als evidenzbasierte Therapieform zu etablieren (Argstatter et al., 2007). Auch daher sind Forschungen im Bereich der Musiktherapie von höchster Relevanz für die betroffenen Kinder, Jugendlichen und deren Familien, nicht zuletzt deshalb, weil sie die Anerkennung von und Kostenübernahme für Musiktherapie durch die Krankenkassen vorantreiben könnten.

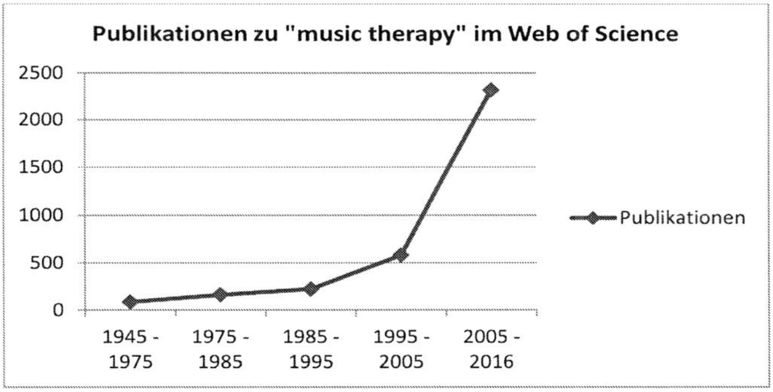

Abbildung 1: Anzahl der Ergebnisse der Suchanfrage vom 15.09.2016

Was die persönlichen Ressourcen der Zielgruppe betrifft, so geht man davon aus, dass gerade Kinder und Jugendliche mit ASS für Musiktherapie besonders günstige Voraussetzungen mitbringen, da diese oftmals eine ungewöhnlich gute Wahrnehmung für Tonhöhen und deren feine Veränderungen zu haben scheinen (Accordino et al., 2007; Simpson & Keen, 2011).

Für einen Großteil der Kinder mit ASS besteht eine hohe Wahrscheinlichkeit, ihrer Schulpflicht durch einen Besuch einer Förderschule nachzukommen. Laut einer Studie von Dworschak et al. (2012) ist Autismus mit 13,2% neben dem Down-Syndrom mit 30,5% die zweithäufigste Einzeldiagnose von Schülerinnen und Schülern im Förderschwerpunkt geistige Entwicklung. Daher soll in dieser Arbeit, vor dem Hintergrund der potentiellen Verfügbarkeit der Zielgruppe an Förderschulen, der Fokus auf der Altersspanne der in der Regel schulpflichtigen Kinder und Jugendlichen zwischen 6 und 18 Jahren liegen.

Im Einzelnen wird diese Arbeit zunächst den Begriff des Autismus, der ASS sowie deren diagnostische Kriterien, Klassifikation, Störungsbild, Komorbiditäten, Epidemiologie und Ursachen weitergehend erläutern. Zur Veranschaulichung wird das biopsychosoziale Modell herangezogen. Anschließend wird auf das Konstrukt der sozialen Kompetenz im Allgemeinen sowie im speziellen Kontext von Kindern mit ASS eingegangen, mit besonderem Augenmerk auf die für die Fragestellung relevanten grundlegenden sozialen Kompetenzen. Im Anschluss wird der Begriff der Musiktherapie definiert, verschiedene Typen vorgestellt und die Interventionstheorie mit ihren Wirkungsmechanismen dargestellt. Besonderheiten und Möglichkeiten der Musiktherapie mit Kindern und Jugendlichen mit ASS stellen den Abschluss des Theorieteils dar, bevor nun noch mal die genaue Fragestellung abgeleitet und präzisiert wird.

Im nächsten Abschnitt wird das der vorliegenden Arbeit zugrunde liegende methodische Vorgehen erläutert. Es beinhaltet Informationen über den Vorgang der Literaturrecherche, die Ein- und Ausschlusskriterien sowie die Auswertungsstrategie. Darauffolgend wird das Ergebnis präsentiert und anschließend im Hinblick auf die Fragestellung diskutiert sowie der gesamte wissenschaftliche Prozess kritisch reflektiert. Zum Abschluss dieser Arbeit werden mögliche Ausblicke und Empfehlungen für die weitere Forschung und Praxis gegeben.

Zur besseren Lesbarkeit wird im Folgenden die männliche Form genutzt. Gemeint sind stets ebenso weibliche Personen.

2 Autismus

2.1 Diagnostische Kriterien und Klassifikation

Der Begriff Autismus ist eine Modifikation des Terminus Autoerotismus (Kumbier et al., 2010). Dieser wurde erstmals Ende des 19. Jahrhunderts vom englischen Arzt und Sexualwissenschaftler Havelock Ellis verwendet und später von Sigmund Freud übernommen. Er diente so ursprünglich zur Beschreibung infantilen sexuellen Verhaltens. Der Schweizer Psychiater Eugen Bleuler modifizierte ihn zum Autismus, wodurch er ihm seine stark sexuelle Färbung nahm, und benutzte den Begriff Autismus erstmals 1910, um das gestörte Verhältnis eines Schizophrenen zur Wirklichkeit zu beschreiben (Kumbier et al., 2010).

Bis zur heutigen Zeit hat sich jedoch unser Verständnis von Autismus oder autistischen Störungen gewandelt. Seit der Arbeit von Wing und Gould (1979) werden auffällige charakteristische Verhaltensweisen von Menschen mit Autismus in drei Bereiche untergliedert (Bölte, 2009). Diese sogenannten klassischen oder autistischen Trias bilden auch heute noch die Basis für die diagnostischen Kriterien:

- qualitative Beeinträchtigungen in der sozialen Interaktion,
- qualitative Auffälligkeiten in der Kommunikation,

- ein eingeschränktes, stereotypes und repetitives Repertoire von Interessen und Aktivitäten (Bölte, 2009).

Die Beeinträchtigungen und Auffälligkeiten in diesen Bereichen bestehen in der Regel von frühester Kindheit an und manifestieren sich in den ersten fünf Lebensjahren (Kamp-Becker & Bölte, 2014). Sie bleiben über die gesamte Lebensspanne erhalten, sind also nicht heilbar, können allerdings in ihrer Intensität variieren und durch therapeutische Interventionen bedeutend gebessert werden (Kamp-Becker & Bölte, 2014).

Auch wenn Menschen mit autistischen Störungen in den klassischen Trias im weitesten Sinne Gemeinsamkeiten finden, sorgen deren unterschiedliche Ausprägungen in Intensität und Gewichtung sowie vor allem weitere persönliche und individuelle Ressourcen (wie z.B. das kognitive Funktionsniveau) für eine große Heterogenität an Erscheinungsformen.

Sämtliche dieser Erscheinungsformen des Autismus werden unter dem Begriff der tiefgreifenden Entwicklungsstörungen zusammengefasst. In der aktuellen Revision der von der Weltgesundheitsorganisation WHO herausgegebenen *International Statistical Classification of Diseases and Related Health Problems* (ICD-10-GM 2016) werden diese wie in Tabelle 1 dargestellt kategorisiert.

Tabelle 1: ICD-10 F84.- Tiefgreifende Entwicklungsstörungen

ICD-Code und Bezeichnung	Synonyme
F84.0 Frühkindlicher Autismus	• Autistische Störung • Frühkindliche Psychose • Infantiler Autismus • Kanner-Syndrom
F84.1 Atypischer Autismus	• Atypische kindliche Psychose • Intelligenzminderung mit autistischen Zügen
F84.2 Rett-Syndrom	
F84.3 Andere desintegrative Störung des Kindesalters	• Dementia infantilis • Desintegrative Psychose • Heller-Syndrom • Symbiotische Psychose
F84.4 Überaktive Störung mit Intelligenzminderung und Bewegungsstereotypien	
F84.5 Asperger-Syndrom	• Autistische Psychopathie • Schizoide Störung des Kindesalters
F84.8 Sonstige tiefgreifende Entwicklungsstörungen	
F84.9 tiefgreifende Entwicklungsstörung, nicht näher bezeichnet	

Aufgrund der Vielzahl der unterschiedlichen Erscheinungsformen und dem damit einhergehenden Problem der Trennschärfe zwischen den Kategorien wird mehr und mehr darüber diskutiert, ob eine streng kategoriale Diagnostik für solch verschiedene Bandbreiten und Qualitäten autistischer Störungen noch zutreffend ist, oder ob sich diese nicht eher dimensional in einem Kontinuum oder Spektrum autistischer Störungen verorten lassen (Kamp-Becker & Bölte, 2014). Nachdem sich zunächst inoffiziell der Begriff der Autismus-Spektrum-Störungen als zunehmend angewandter und allgemein akzeptierter Terminus durchgesetzt hatte (Bölte, 2009), findet sich dieser nun auch erstmalig offiziell in der fünften Revision des von der *American Psychiatric Association* herausgegebenen *Diagnostic and Statistical Manual of Mental Disorders (DSM-V)* unter *299.00 Autism Spectrum Disorder* wieder. Übertragen auf die Kategorien der ICD-10 vereint dieser Begriff jedoch nur die folgenden in sich (Kasten 1):

Autismus-Spektrum-Störungen

- Frühkindlicher Autismus (F84.0)
- Atypischer Autismus (F84.1)
- Asperger-Syndrom (F84.5)
- Sonstige tiefgreifende Entwicklungsstörung (F84.8)
- Nicht näher bezeichnete tiefgreifende Entwicklungsstörung (F84.9)

Kasten 1: Autismus-Spektrum-Störungen (Bölte, 2009).

Demnach setzen sich nach der ICD-10 zum jetzigen Zeitpunkt die diagnostischen Kriterien für eine ASS noch aus der Summe der Kriterien der einzelnen Diagnosen zusammen. Kasten 2 gibt einen Überblick über die diagnostischen Kriterien des frühkindlichen Autismus (F84.0):

Diagnostische Kriterien für F84.0 frühkindlicher Autismus:

A. Vor dem dritten Lebensjahr manifestiert sich eine abnorme und beeinträchtigte Entwicklung in mindestens einem der folgenden Bereiche:

1. Rezeptive oder expressive Sprache, wie sie in der sozialen Kommunikation verwandt wird,
2. Entwicklung selektiver sozialer Zuwendung oder reziproker sozialer Interaktion,

3. funktionales oder symbolisches Spielen.

B. Insgesamt müssen mindestens sechs Symptome von 1., 2. und 3. vorliegen, davon mindestens zwei von 1. und mindestens je eins von 2. und 3.:

1. Qualitative Auffälligkeiten der gegenseitigen sozialen Interaktion in mindestens zwei der folgenden Bereiche:

   a. Unfähigkeit, Blickkontakt, Mimik, Körperhaltung und Gestik zur Regulation sozialer Interaktionen zu verwenden,

   b. Unfähigkeit, Beziehungen zu Gleichaltrigen aufzunehmen, mit gemeinsamen Interessen, Aktivitäten und Gefühlen (in der für das geistige Alter angemessenen Art und Weise trotz reichlicher Möglichkeiten),

   c. Mangel an sozio-emotionaler Gegenseitigkeit, die sich in einer Beeinträchtigung oder devianten Reaktion auf die Emotionen anderer äußert; oder Mangel an Verhaltensmodulation entsprechend dem sozialen Kontext; oder nur labile Integration sozialen, emotionalen und kommunikativen Verhaltens,

   d. Mangel, spontan Freude, Interessen oder Tätigkeiten mit anderen zu teilen (z.B. Mangel, anderen Menschen Dinge, die für die Betroffenen von Bedeutung sind, zu zeigen, zu bringen oder zu erklären).

2. Qualitative Auffälligkeiten der Kommunikation in mindestens einem der folgenden Bereiche:

   a. Verspätung oder vollständige Störung der Entwicklung der gesprochenen Sprache, die nicht begleitet ist durch einen Kompensationsversuch durch Gestik oder Mimik als alternativer Modus der Kommunikation (vorausgehend oft fehlendes Geplapper),

   b. relative Unfähigkeit, einen kommunikativen, sprachlichen Kontaktaustausch mit anderen zu beginnen oder aufrechtzuerhalten (auf dem jeweiligen Sprachniveau),

c. stereotype und repetitive Verwendung von Sprache oder idiosynkratischer Gebrauch von Wörtern oder Phrasen,

d. Mangel an verschiedenen spontanen Als-ob-Spielen oder (bei jungen Betroffenen) sozialen Imitationsspielen.

3. Begrenzte, repetitive und stereotype Verhaltensmuster, Interessen und Aktivitäten in mindestens einem der folgenden Bereiche:

a. umfassende Beschäftigung mit gewöhnlich mehreren stereotypen und begrenzten in Inhalt und Schwerpunkt abnormen Interessen; es kann sich aber auch um ein oder mehrere Interessen ungewöhnlicher Intensität und Begrenztheit handeln,

b. offensichtlich zwanghafte Anhänglichkeit an spezifische, nicht funktionale Handlungen oder Rituale,

c. stereotype und repetitive motorische Manierismen mit Hand- und Fingerschlagen oder Verbiegen, oder komplexe Bewegungen des ganzen Körpers,

d. vorherrschende Beschäftigung mit Teilobjekten oder nicht funktionalen Elementen des Spielmaterials (z.B. ihr Geruch, die Oberflächenbeschaffenheit oder das von ihnen hervorgebrachte Geräusch oder ihre Vibration).

C. Das klinische Bild kann nicht einer anderen tiefgreifenden Entwicklungsstörung zugeordnet werden: einer spezifischen Entwicklungsstörung der rezeptiven Sprache (F80.2) mit sekundären sozio-emotionalen Problemen; einer reaktiven Bindungsstörung (F94.1); einer Bindungsstörung mit Enthemmung (F94.2); einer Intelligenzminderung (F70-F79) mit einer emotionalen oder Verhaltensstörung; einer Schizophrenie (F20) mit ungewöhnlich frühem Beginn; einem Rett-Syndrom (F84.2).

Kasten 2: Diagnostische Kriterien für F84.0 frühkindlicher Autismus (ICD-10) (Dilling et al., 2014, S. 294ff.).

Kasten 3 beinhaltet die diagnostischen Kriterien für den atypischen Autismus (F84.1), allerdings ohne weitere Subtypisierungen in Bezug auf das Erkrankungsalter oder die Symptomatologie:

Diagnostische Kriterien für F84.1 atypischer Autismus:

A. Vorliegen einer auffälligen und beeinträchtigten Entwicklung mit Beginn im oder nach dem dritten Lebensjahr (die Kriterien entsprechen denen des Autismus, abgesehen vom Manifestationsalter).

B. Qualitative Auffälligkeiten der gegenseitigen sozialen Interaktion oder der Kommunikation oder begrenzte, repetitive und stereotype Verhaltensmuster, Interessen und Aktivitäten (die Kriterien entsprechen denen für Autismus, abgesehen von der Zahl der gestörten Bereiche).

C. Die diagnostischen Kriterien für Autismus (F84.0) werden nicht erfüllt.

Kasten 3: Diagnostische Kriterien für F84.1 atypischer Autismus (ICD-10) (Dilling et al., 2014, S. 297).

Die diagnostischen Kriterien für das Asperger-Syndrom (Kasten 4) lauten wie folgt:

Diagnostische Kriterien für F84.5 Asperger-Syndrom:

A. Es fehlt eine klinisch eindeutige allgemeine Verzögerung der gesprochenen oder rezeptiven Sprache oder der kognitiven Entwicklung. Die Diagnose erfordert, dass einzelne Wörter im zweiten Lebensjahr oder früher und kommunikative Phrasen im dritten Lebensjahr oder früher benutzt werden. Selbsthilfefertigkeiten, adaptives Verhalten und die Neugier an der Umgebung sollten während der ersten drei Lebensjahre einer normalen intellektuellen Entwicklung entsprechen. Allerdings können Meilensteine der motorischen Entwicklung etwas verspätet auftreten und eine motorische Ungeschicklichkeit ist ein übliches (aber kein notwendiges) diagnostisches Merkmal. Isolierte Spezialfertigkeiten, oft verbunden mit einer auffälligen Beschäftigung sind häufig, aber für die Diagnose nicht erforderlich.

B. Qualitative Beeinträchtigungen der gegenseitigen sozialen Interaktion (entsprechend den Kriterien für Autismus).

C.	Ein ungewöhnlich intensives umschriebenes Interesse oder begrenzte, repetitive und stereotype Verhaltensmuster, Interessen und Aktivitäten (entspricht dem Kriterium für Autismus; dort sind aber motorische Manierismen, ein besonderes Beschäftigtsein mit Teilobjekten oder mit nicht-funktionalen Elementen von Spielmaterial eher ungewöhnlich).
D.	Die Störung ist nicht einer anderen tiefgreifenden Entwicklungsstörung, einer schizotypen Störung (F21), einer Schizophrenia simplex (F20.6), einer reaktiven Bindungsstörung des Kindesalters oder einer Bindungsstörung mit Enthemmung (F94.1 und F94.2), einer zwanghaften Persönlichkeitsstörung (F60.5) oder einer Zwangsstörung (F42) zuzuordnen.

Kasten 4: Diagnostische Kriterien für F84.5 Asperger-Syndrom (ICD-10) (Dilling et al., 2014, S. 304f.)

Unter den Kategorien *sonstige tiefgreifende Entwicklungsstörung* (F84.8) sowie *tiefgreifende Entwicklungsstörung, nicht näher bezeichnet* (F84.9) findet sich in Dilling et al., 2014, S. 305 ein Hinweis über Restkategorien für Störungen, »welche die allgemeine Beschreibung für tiefgreifende Entwicklungsstörungen erfüllen, bei denen aber unzureichende Informationen oder widersprechende Befunde eine eindeutige Zuordnung zu einer anderen F84 Kategorie nicht erlauben.« Ergänzend hierzu finden sich die diagnostischen Kriterien für eine ASS nach dem DSM-V im Anhang.

2.2 Störungsbild und Komorbidität

Aufgrund der bereits geschilderten Vielzahl der Erscheinungsformen von ASS ist es naheliegend, dass auch kein einheitliches und verbindliches Störungsbild beschrieben werden kann. Dennoch gibt es in den Schilderungen Betroffener, Angehöriger und weiterer Personen aus deren Umfeld Gemeinsamkeiten, die dazu beitragen können, das Erleben und Verhalten von Menschen mit ASS besser nachvollziehen zu können.

Basis für viele Verhaltensweisen von Menschen mit ASS ist eine grundlegend andere Wahrnehmung. Sie sehen Details oft sehr scharf, haben aber Schwierigkeiten sinnvolle Zusammenhänge zu erkennen (Poustka et al., 2008). Theunissen & Paetz (2011) sprechen hierbei von Überselektivität, der Schwierigkeit, mehrere Reize gleichzeitig zu verarbeiten bzw. auf verschiedene Reize zu reagieren. Auch Reize aus verschiedenen Sinneskanälen können nur schwer miteinander verknüpft werden (intermodale Störungen). Hierauf reagieren einige Menschen mit ASS mit einer Tunnelwahrnehmung, indem sie lediglich ein Detail des Gesamten fokussieren, was wiederum eine Erklärung für die oft auftretende Schwierigkeit darstellt, Gesichter und Personen wiederzuerkennen. Dies geht einher mit einem mangelnden Filtereffekt, also die Fähigkeit, irrelevante Reize und Sinneseindrücke wie bspw. Hintergrundgeräusche auszublenden. Allgemein wird alle Sinneswahrnehmungen betreffend des Öfteren von einer Unter- oder Überempfindlichkeit berichtet (Theunissen & Paetz, 2011).

Des Weiteren »[…] besteht ein Mangel an Verständnis und der Äußerung von Gefühlen, Ansprechbarkeit, Nähe und Modulation des Verhaltens entsprechend des sozialen Kontexts« (Poustka et al., 2008, S. 9). Es bestehen Schwierigkeiten im Verständnis gesellschaftlicher Konventionen sowie der Erwartungen von Mitmenschen. Auch über fehlende Empathie und Emotionalität anderen Menschen gegenüber wird berichtet (Poustka et al., 2008). Kritische Stimmen merken hierzu allerdings an, dass Menschen mit ASS keine generelle Unfähigkeit zur Empathie aufweisen, sondern dass es aufgrund ihrer Andersartigkeit der Wahrnehmung auch zu andersartigen Reaktionen auf Reize ihrer Umwelt und Mitmenschen kommt (Theunissen & Paetz, 2011). In engem Zusammenhang damit steht das Konstrukt der Theory of Mind.

> Theory of Mind refers to the cognitive ability to infer and understand the mental states of others as well as one's own. These mental states involve, for example, evaluations relating to beliefs, intentions, desires, pretenses, knowledge, and thinking (Levesque, 2011, S. 2959).

Auch hierin scheint es bei Menschen mit ASS Schwierigkeiten zu geben. Abschließend lässt sich noch feststellen, dass in der Entwicklung von Kindern und Jugendlichen mit ASS ein geringes Interesse am Aufbau von Freundschaften zu Gleichaltrigen zu bestehen scheint, dass Mimik und Gestik häufig verarmt seien sowie auch die Sprache nach einem meist verspäteten Sprachbeginn auf irgendeine Weise (Echolalie, repetitive Wörter und Sätze, veränderte Prosodie, eigentümlicher Gebrauch von Sprache) deviant bleibt (Poustka et al., 2008). Charakteristisch in Bezug auf Sprache sind auch Probleme im Verständnis von Redewendungen, Sprichwörtern und Metaphern (Theunissen & Paetz, 2011).

Nicht zuletzt verantwortlich für eine große Bandbreite an Erscheinungsformen und Heterogenität von Menschen mit ASS sind relativ häufig vorkommende Komorbiditäten. In Tabelle 2 findet sich eine Auflistung der häufigsten Komorbiditäten und psychopathologischen Begleiterscheinungen bei ASS mit jeweiligen Einschätzungen ihrer Häufigkeiten. Die Informationen aus der Tabelle gehen zurück auf Bölte (2009).

Tabelle 2: Komorbiditäten und psychopathologische Begleiterscheinungen bei ASS

Komorbidität / psychopathologische Begleiterscheinung	**Geschätzte Häufigkeit**
Motorische Störungen	n. a. (»fast alle«)
Aufmerksamkeitsdefizit-/ Hyperaktivitätsstörung (ADHS)	51 % – 78 %
Intelligenzminderung (leichte bis mittelgradige) (schwere bis schwerste)	 30 % 40 %
Oppositionelles und aggressives Verhalten	n. a.
Auto-aggressives Verhalten	> 50 %
Schlafstörungen	44 % – 83 %
Angst	ca. 44 %
Zwänge	> 37 %
Depression	ca. 36 %
Essstörungen	ca. 25 %
Epilepsie	11 % – 39 %
Zusätzliche syndromale Erkrankungen	5 % – 15 %
Schizophrene Psychosen	ca. 5 %

(n. a. = nicht angegeben)

Im Zusammenhang mit den doch sehr häufig mit ASS einhergehenden Intelligenzminderungen sei noch erwähnt, dass sich infolgedessen die Subkategorien des »Low-Functioning-Autism« (ASS mit Intelligenzminderung) und des »High-Functioning-Autism« (ASS mit durchschnittlicher oder überdurchschnittlicher Intelligenz) etabliert haben (Bölte, 2009).

2.3 Epidemiologie

Viele Studien und Reviews, die sich mit der Schätzung der Prävalenz von ASS und tiefgreifenden Entwicklungsstörungen allgemein auseinandersetzen, sind sich darin einig, dass diese in den letzten Jahrzehnten deutlich angestiegen ist (Brondino et al., 2015; Elsabbagh et al., 2012; Fombonne, 2009; Y. S. Kim et al., 2011; Liu et al., 2010; Wheeler et al., 2008). Elsabbagh et al. (2012) und Fombonne (2009) halten in ihren Arbeiten u.a. die folgenden Ursachen für einen Anstieg der Prävalenzschätzungen für wahrscheinlich:

- die Erweiterung des Konzepts der ASS und die damit einhergehende
- Ausweitung der diagnostischen Kriterien,
- einen Anstieg ärztlicher und sonderpädagogischer Versorgungs- und Serviceeinrichtungen,
- ein erhöhtes Bewusstsein für ASS und erhöhte Aufmerksamkeit gegenüber Symptomen einer ASS,
- dadurch vermehrte Überweisungen zu Spezialisten,
- eine Verbesserung der Diagnoseinstrumente und damit zusammenhängend
- eine sinkende Altersgrenze zum Zeitpunkt der Erstdiagnose.

Fombonne (2009) schließt allerdings auch weitere ursächliche Faktoren nicht aus. Liu et al. (2010) verweisen darüber hinaus noch auf einen möglichen Zusammenhang zwischen dem ansteigenden durchschnittlichen Alter von Eltern und dem Risiko einer auftretenden ASS bei deren Kindern.

Fombonne (2009) kommt zu einer Prävalenzschätzung für alle tiefgreifenden Entwicklungsstörungen *(pervasive development disorders, PDD)* von 60–70/10.000. Eine genaue Aussage zur

Prävalenz von ASS lässt sich aus dieser Arbeit (und der von Elsabbagh et al. (2012)) nicht treffen, da die ASS beinhaltenden Kategorien nicht einzeln und vollständig aufgelistet sind. Für *autistic disorders (AD)* nennt er eine Prävalenz von 20/10.000, für *pervasive development disorders not otherwise specified (PDD-NOS)* 30/10.000 sowie für *childhood disintegrative disorder (CDD)* 2/100.000 (s. Tabelle 3). Das Verhältnis männlich zu weiblich liegt für *autistic disorder* bei 4,2 : 1.

Elsabbagh et al. (2012) nennen eine Prävalenzschätzung für *autistic disorder* von 17/10.000 und für alle tiefgreifenden Entwicklungsstörungen von 62/10.000. Aufgrund dieser Schätzungen ist es jedoch auch für ASS realistisch von einer Prävalenz von ca. 60/10.000 auszugehen.

Rutter (2005) kommt zu dem Ergebnis, dass die wahre Inzidenzrate von ASS wahrscheinlich zwischen 30 und 60 Fällen auf 10.000 liegt. Tabelle 3 stellt die genannten Daten nochmals zusammenfassend dar.

Eine Schwierigkeit bei der globalen Prävalenzschätzung von ASS liegt vor allem in der unzureichenden Verfügbarkeit von verlässlichen Daten aus wirtschaftlich schwachen und medizinisch schlecht versorgten Ländern (Elsabbagh et al., 2012). Da es aber »[…] bislang keine nachhaltigen Hinweise auf systematische geographische Häufungen des Autismus [gibt]« (Bölte, 2009, S. 71), kann zunächst trotz allem von den o. a. Werten als beste zur Zeit verfügbare Schätzung ausgegangen werden.

Laut der vorangegangenen Prävalenzschätzungen und der Bevölkerungszahlen des Statistischen Bundesamts von 2015 sind demnach ca. 90.229 der unter 20-Jährigen von einer ASS betroffen (Statistisches Bundesamt, 2016).

Tabelle 3: Prävalenz, Inzidenz, Geschlechterverhältnis

	Elsabbagh et al. (2012)	**Fombonne (2009)**	**Rutter (2005)**
Prävalenz PDD	62 / 10.000	60–70 / 10.000	n. a.
Prävalenz AD	17 / 10.000	20 / 10.000	n. a.
Prävalenz PDD-NOS	n. a.	30 / 10.000	n. a.
Prävalenz CDD	n. a.	2 / 100.000	n. a.
Verhältnis m : w	n. a.	4,2 : 1 (AD)	n. a.
Inzidenz	n. a.	n. a.	30–60 / 10.000

(n. a. = nicht angegeben)

2.4 Ursachen und Risikofaktoren

»Theories regarding the cause of autism are numerous and highly debated, as the disorder affects persons from every racial, ethnic, and socioeconomic group without any identifiable pattern« (LaGasse, 2014, S. 251).

Auch wenn die Ätiologie des Autismus noch nicht bis ins letzte Detail geklärt ist, so besteht doch allgemeiner Konsens darüber, dass die Ursachen genetischer Natur sind (Bölte, 2009; Kamp-Becker & Bölte, 2014; Poustka et al., 2008). Bislang vorliegende Untersuchungen sprechen insgesamt für eine Beteiligung der folgenden Komponenten an der Ätiologie bzw. Pathogenese:

- genetische Faktoren und Umweltfaktoren,
- körperliche Erkrankungen,
- Hirnschädigungen bzw. Hirnfunktionsstörungen,
- biochemische Anomalien,
- neuropsychologische und kognitive Basisdefizite,

wobei mit Umweltfaktoren sehr früh, vermutlich sogar intrauterin einwirkende Faktoren gemeint sind (Kamp-Becker & Bölte, 2014). Auch wenn sich diese Komponenten noch nicht in ein geschlossenes ätiologisches Modell integrieren lassen, kann aus ihnen ein theoretisches, multidimensionales Modell erstellt werden (siehe Abbildung 2), welches das Zusammenspiel der einzelnen Komponenten besser verdeutlicht. Anhand des Modells lässt sich erkennen, dass genetische Faktoren sowie deren bislang noch ungeklärtes Wechselspiel mit Umweltfaktoren eine entscheidende Rolle spielen. Ebenfalls ungeklärt ist, auf welchem Wege dieses Zusammenspiel wiederum zu den neurobiologischen und neuropsychologischen Auffälligkeiten führt, die in ihrer Summe die typische Symptomatik der ASS bilden.

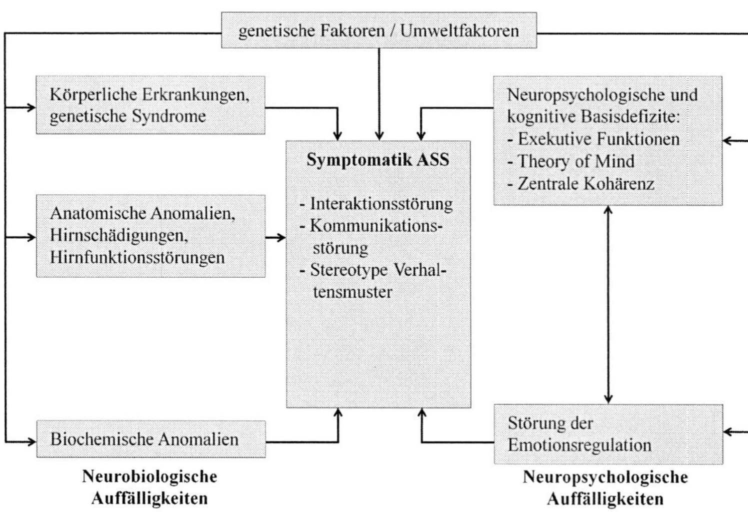

Abbildung 2: Modellvorstellung zur Ätiopathogenese von Autismus (übernommen aus Kamp-Becker & Bölte 2014, S. 34)

Trotz all dieser Ungewissheiten, einschließlich der Gewichtung der einzelnen Komponenten, untermauern zahlreiche Zwillings- und Familienstudien, Studien zu Chromosomenveränderungen und molekulargenetische Befunde grundlegend die Theorie der genetischen Ursachen (Kamp-Becker & Bölte, 2014). So zeigen Zwillingsstudien hinsichtlich ASS Konkordanzraten von 36–96% zwischen eineiigen sowie von 0–5% bei zweieiigen Zwillingen. Eine weitere Zwillingsstudie konnte zudem auf eine hohe Heritabilität autistischer Merkmale hinweisen. Dennoch konnten auch nach jahrelangen intensiven Forschungsbemühungen bisher nur geringe Fortschritte bei der Identifizierung von Kandidatengenen (also Genen, die mit hoher Wahrscheinlichkeit mit der Störung in Verbindung stehen) gemacht werden, was nicht zuletzt an den sehr heterogenen Erscheinungsformen und den zahlreichen Komorbiditäten liegt (Kamp-Becker & Bölte, 2014).

Liu et al. (2010) hingegen konnten Hinweise darauf finden, dass die Erblichkeit von Autismus möglicherweise bisher dramatisch überschätzt wurde. Ihrer Studie zufolge könnte ein anderer zentraler Mechanismus für die hohen Konkordanzraten unter eineiigen Zwillingen verantwortlich sein: de novo Mutationen, also Löschungen, Einfügungen oder Duplikationen innerhalb der DNS in den Keimzellen (also im Spermium oder der Eizelle), die so nicht in der DNS der Eltern vorkommen. Ihren Ausführungen zufolge kommen de novo Mutationen vermehrt bei älteren Eltern vor, was wiederum den Zusammenhang zwischen dem demographischen Wandel mit immer älter werdenden Eltern und der ansteigenden Prävalenz von ASS erklären würde. In Bezug auf die Zwillingsstudien weisen sie zum einen auf die kleinen Stichproben hin, auf denen die vergangenen Forschungsergebnisse beruhen, zum anderen merken sie an, dass die hohen Konkordanzraten, die zwischen den eineiigen Zwillingen zustande kamen, auch durch ihre Theorie erklärt werden können (Liu et al., 2010).

Neben einem höheren Alter der Eltern und dem damit einhergehenden erhöhten Risiko für Mutationen der Keimzellen führen Klein & Kemper (2016) weitere Risikofaktoren an, die die Entstehung von ASS begünstigen können:

- Mangelernährung (der Mutter),
- Schwangerschaftsstress,
- mütterliche Adipositas,
- weitere Umweltfaktoren:
    - Anstieg an Umweltgiften (mit Wirkung auf die Mutter), wie z.B.
    - chlorierte Lösungsmittel,
    - Schwermetalle,
    - Dieselpartikel,
    - Organophosphatpestizide,
    - Phthalate (hauptsächlich in PVC-Weichmacher).
- Weitere Risikofaktoren mit genetischen/Umweltfaktoren:
    - Schwangerschaftsdiabetes,
    - unzureichende Einnahme von Folsäure (Mutter),
    - unzureichende Einnahme von essentiellen Fettsäuren (Mutter),
    - Konsum von Drogen (Mutter),
    - Konsum von teratogenen Medikamenten (Mutter).

2.5 Das biopsychosoziale Modell und ASS

Das biopsychosoziale Modell (oder auch Krankheitsmodell) gilt inzwischen als die bedeutendste Theorie über die Beziehung zwischen Körper und Geist (Egger, 2015). Im Gegensatz zum Paradigma der immer noch dominierenden biologisch-medizinischen Wissenschaft versucht die biopsychosoziale Medizin, den Menschen ganzheitlich zu erfassen, also neben biologischen Faktoren auch psychologische und soziale Faktoren (sowie deren Wechselwirkungen) zu berücksichtigen. Dieses Verständnis löst auch das über Jahrhunderte fortbestehende logische und empirische-wissenschaftliche Problem der Psychosomatik. Während diese der Frage nachgeht, ob psychologische Faktoren eine schädigende Wirkung auf körperliche Vorgänge haben können, sind nach dem Paradigma der biopsychosozialen Medizin bei jeder Krankheit oder Störung psycho-soziale Faktoren mit einzubeziehen. Das Modell beruht im Wesentlichen auf der Überlegung, dass die Natur aus einer Vielzahl von Systemen besteht. Diese sind hierarchisch geordnet, wobei die größeren und komplexeren Einheiten jeweils über den kleineren und weniger komplexen Einheiten aufgebaut sind. So geht die Hierarchie angefangen von subatomaren Teilchen über Gewebe und Organe bis hin zum Menschen, der in der Mitte der Hierarchie steht. Darüber kommen weitere Systeme, von der 2-Personen-Beziehung über die Gesellschaft bis hin zur Biosphäre. Nach dem biopsychosozialen Modell stellt sich Krankheit dann ein, wenn die autoregulativen Fähigkeiten eines Organismus nicht ausreichen (oder überfordert bzw. ausgefallen sind), um auf Störungen auf beliebigen Ebenen des Systems »Mensch« entsprechend zu reagieren. Dabei ist es nicht primär von Bedeutung auf welcher Ebene die Störung generiert wird, sondern welchen Schaden diese potentiell auf der jeweiligen Systemebene, aber auch auf den unter- oder übergeordneten Systemen bewirken kann. Durch die mit einbezogenen Wechselwirkungen biologischer, psychologischer und sozialer Faktoren sieht das Modell Krankheit und Gesundheit nicht mehr als Zustand, sondern als dynamisches Geschehen (Egger, 2015).

Abbildung 3 veranschaulicht die gegenseitige Wechselwirkung der drei verschiedenen Bereiche.

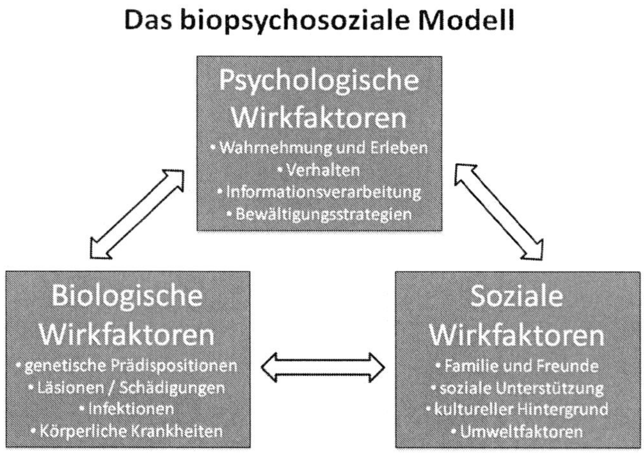

Abbildung 3: Das biopsychosoziale Modell

Bezogen auf ASS bilden (sehr wahrscheinlich) genetische Faktoren den Kern der biologischen Wirkfaktoren. Diese stellen hinsichtlich der gegenseitigen Wechselwirkungen gewissermaßen eine Ausnahme dar, denn sie beeinflussen psychische Prozesse und auch soziale Interaktion, sind jedoch selbst als Ursache nicht veränderbar. Ebenso im Bereich der biologischen Wirkfaktoren zu verorten sind medizinische Ursachen für eventuelle Komorbiditäten, die allgemeine körperliche Verfassung sowie physische Auswirkungen von möglichen weiteren

Störungen, die durch psychologische und/oder soziale Wirkfaktoren verursacht oder beeinflusst werden (z. B. Schlaf- oder Essstörungen). Die genetische Ursache von ASS bestimmt (je nach deren Ausprägung) maßgeblich die psychischen Prozesse und deren Funktionsniveau, also bspw. wie die Person die Welt um sich herum wahrnimmt oder welche Ressourcen ihr für die Informationsverarbeitung zur Verfügung stehen. Aber auch die Möglichkeiten und die Motivation zu sozialer Interaktion gehören in den Bereich der psychologischen Wirkfaktoren, um nur einige wenige zu nennen. All diese wirken einzeln für sich und in der Summe auf das jeweilige soziale Umfeld ein, welches wiederum darauf reagiert und die psychologischen Faktoren beeinflusst. Der Bereich der sozialen Wirkfaktoren ist allerdings nicht nur reaktiv, sondern speziell hier bieten sich Möglichkeiten, gezielt und aktiv auf das psychische Funktionsniveau einzuwirken (bspw. im Rahmen von Interventionen durch Therapien) und den Entwicklungsverlauf positiv zu beeinflussen (siehe Abbildung 4). Insgesamt ist das Zusammenspiel der verschiedenen Bereiche ein lebenslanger dynamischer Prozess, in dem alle Wirkfaktoren in ihrer Funktion entweder Risiko- oder Schutzfaktoren darstellen.

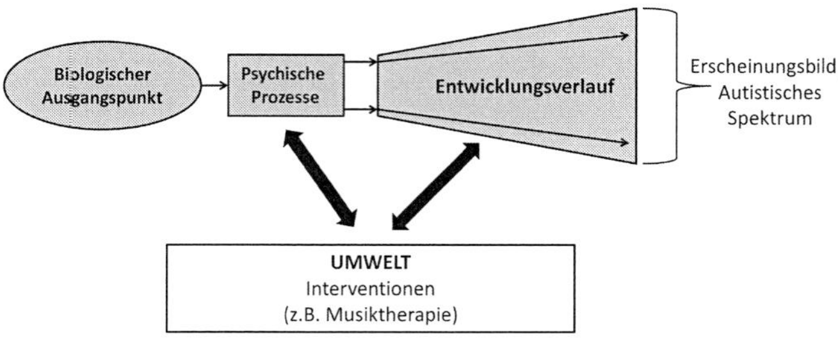

Abbildung 4: Einfluss der biopsychosozialen Ebenen auf den Entwicklungsverlauf von Kindern und Jugendlichen mit ASS (in Anlehnung an Grubich, 2008)

Abbildung 4 verdeutlicht das Zusammenspiel der biopsychosozialen Ebenen nochmals speziell im Hinblick auf die Entwicklung von ASS. Auf biologischer Ebene haben wir als Ausgangspunkt die genetische Störung, auf die selbst nicht Einfluss genommen werden kann, die aber in großen Teilen für das Funktionsniveau der psychischen Prozesse verantwortlich ist. Diese bilden wiederum auf der psychologischen Ebene die Basis für den weiteren Entwicklungsverlauf und stecken sozusagen den Rahmen ab, innerhalb dessen eine Entwicklung potentiell maximal oder minimal verlaufen kann, eben je nach Einwirkung der dritten, der sozialen Ebene (Umwelt). Hier können durch Interventionen die psychischen Prozesse beeinflusst werden und somit auch maßgeblich der weitere Entwicklungsverlauf sowie das gesamte Funktionsniveau der betroffenen Person. Eine Veränderung der psychischen Prozesse und des Entwicklungsverlaufs hat prinzipiell wieder Einfluss auf das Zusammenspiel mit der sozialen Ebene.

3 Soziale Kompetenzen

3.1 Definition und Begriffsklärung

Soziale Kompetenzen [...] bilden einen Komplex von Fähigkeiten, die dazu dienen, dem Individuum die Möglichkeit zu geben, in Kommunikations- und Interaktionssituationen [...], entsprechend den Bedürfnissen der Beteiligten Realitätskontrolle zu übernehmen. Bestimmt werden diese Fähigkeiten durch die Eigenschaften der Handlungsregulation, die spezifische Anforderungsstruktur des Tätigkeitsbereichs, die möglichen Ergebnisse des Sozialverhaltens in der Situation und die Entscheidungswahrscheinlichkeit für das Verhalten. Psychologisch setzen sich s. K. aus relativ konsistenten Personenvariablen und Mechanismen der Tätigkeitsregulation zusammen. Sie beinhalten kognitive Konzepte über die eigene Person und Situation sowie Affekte im Sinne motivationaler Bestrebungen und interpersonale Fertigkeiten. Wesentliche Bestimmungsstücke sozial kompetenten Verhaltens sind Zweckrationalität, verstanden als Angemessenheit der eingesetzten Mittel, und Situationsangemessenheit. [...]. Sozial kompetentes Verhalten lässt sich nur in Interaktionssituationen beurteilen. Zielerreichung ist eine weitere wichtige Komponente (Runde, B. in Dorsch et al., 2013, S. 1447).

Demnach handelt es sich bei sozialen Kompetenzen um ein komplexes, multidimensionales Konzept (Kanning, 2015). Da soziale Kompetenzen ausschließlich mit Interaktionssituationen verknüpft sind, ließe sich etwas vereinfacht und zusammenfassend festhalten, dass sich soziale Kompetenzen auf alle Fertigkeiten einer Person beziehen, die für ein zufriedenstellendes Zusammenleben erforderlich sind (Jugert, 2013). Voraussetzung für diesen Komplex an Fertigkeiten ist das Vorhandensein von grundlegenden Teilfertigkeiten, wie z.B.

- »eine differenzierte soziale Wahrnehmung,
- eine komplexe soziale Urteilsfähigkeit und
- ein umfassendes Repertoire an sozialen Handlungsweisen« (Jugert, 2013, S. 11).

Diese wiederum orientieren sich innerhalb einer sozialen Interaktion an den Anforderungen der jeweiligen Situation, den Ressourcen und individuellen Bedürfnissen aller Beteiligter sowie nicht zuletzt an gesellschaftlichen Normen. Ziel dieser Fertigkeiten ist es, den Kindern und Jugendlichen im Verlauf ihrer Entwicklung einen zufriedenstellenden Kompromiss zwischen den eigenen Bedürfnissen und sozialer Anpassung zu ermöglichen. Einige dieser Fertigkeiten sind z.B. Durchsetzungsvermögen, Selbstsicherheit, Kontaktfähigkeit und Kooperationsfähigkeit. Nun ist es dem Konzept der sozialen Kompetenzen immanent, dass deren Entwicklung eng mit dem Entwicklungsverlauf und damit in der Regel auch dem Alter des Kindes oder des Jugendlichen verbunden ist, d.h. dass sie mit zunehmendem Alter an Komplexität zunehmen (Jugert, 2013). An dieser Stelle werden zur Veranschaulichung gerne die von Havighurst in den 1950er Jahren erstmals formulierten Entwicklungsaufgaben zitiert. Diese legen nahe, dass Kinder und Jugendliche (und später auch Erwachsene) in bestimmten Altersbereichen eine Reihe von Aufgaben möglichst erfolgreich zu bewältigen haben, um an ihnen zu wachsen und sich zu entwickeln. Scheitern sie daran, können Niedergeschlagenheit, Missbilligung der Gesellschaft sowie weitere negative Konsequenzen daraus resultieren (Lohaus et al., 2010). Auch wird das Scheitern an Entwicklungsaufgaben mit abweichenden Entwicklungen, wie sozial-emotionalen Auffälligkeiten und Leistungsschwierigkeiten in der Schule, in Verbindung gebracht (Petermann, 2008). Beispiele für Entwicklungsaufgaben nach Havighurst für Jugendliche zwischen 12 und 18 Jahren sind:

- »Neue und reifere Beziehungen zu AltersgenossInnen beiderlei Geschlechts aufbauen [...],
- emotionale Unabhängigkeit von den Eltern und anderen Erwachsenen [...],
- Werte und ein ethisches System erlangen, das als Leitfaden für das Verhalten dient,
- sozial verantwortliches Verhalten erstreben und erreichen« (Havighurst, 1982, zitiert nach Jugert, 2013, S. 12).

Abgesehen von dem zugrunde liegenden, in Stufen voranschreitenden Entwicklungsmodell stehen Entwicklungsaufgaben auch immer in einem zeitlichen und gesellschaftlichen Kontext, sodass diese für die Jugend der amerikanischen Mittelschicht in den 1950er Jahren formulierten Entwicklungsaufgaben wohl kaum heute noch zutreffend sein mögen (Quenzel, 2015). Trotzdem vermitteln sie eine Vorstellung, welchen unterschiedlichen und teils anspruchsvollen Aufgaben sich Kinder und Jugendliche in den verschiedenen Lebensphasen gegenüber sehen. Ebenfalls auf den Entwicklungsaspekt sozialer Kompetenzen bezogen, aber etwas zeitgemäßer, allgemeiner gefasst und nicht durch starre Altersgrenzen terminiert, ist der Katalog von Entwicklungszielen von Eisenberg und Harris (1984), der u.a. die folgenden Ziele formuliert:

- »Fähigkeiten zur Perspektivenübernahme,
- Erkennen des Stellenwertes von Freundschaften,
- Problemlösestrategien für soziale Interaktionen,
- Entwicklung von moralischen Wertvorstellungen und
- kommunikative Fertigkeiten« (Eisenberg & Harris, 1984, zitiert nach Jugert, 2013, S. 13).

3.2 Soziale Kompetenzen im Kontext von ASS

Aus den vorangegangenen Ausführungen wird deutlich, dass die Entwicklung sozialer Kompetenzen im Kindes- und Jugendalter hohe Anforderungen an die kognitiven Fähigkeiten, an bereits vorhandene soziale Fertigkeiten sowie an die Fähigkeiten zur Empathie und zur Theory of Mind stellt. Viele der soeben zitierten Entwicklungsziele von Eisenberg und Harris (1984) scheinen sogar in direktem Widerspruch zu den diagnostischen Kriterien und dem Störungsbild von ASS zu stehen. Im Fokus der therapeutischen Interventionen mit Kindern und Jugendlichen mit ASS liegen daher ganz grundlegende soziale Kompetenzen, also solche, die nicht dem altersangemessenen typischen Entwicklungsverlauf entsprechen, sondern in der Regel von Säuglingen und Kleinkindern in etwa innerhalb der ersten zwei Lebensjahre erworben werden. Das sind im Einzelnen:

Verbale und non-verbale Kommunikation. Säuglinge sind bereits von Geburt an in der Lage, mit anderen Personen in Kontakt zu treten (Schwarzer & Jovanovic, 2015). An »Protokonversationen« (relativ strukturierte, reziproke Interaktionen zwischen zwei Individuen, auch sog. »turn-taking«) beteiligen sich Säuglinge ab etwa zwei bis vier Monaten. Ab ca. sechs bis neun Monaten sind sie dann in der Lage, auch eine eher aktive Rolle in der Interaktion zu übernehmen. Sie versuchen Kommunikation zu initiieren und zu lenken (Schwarzer & Jovanovic, 2015). Im Bereich der Kommunikation stehen im Kontext dieser Arbeit vor allem die Motivation und die Bereitschaft zur Kommunikation im Vordergrund. Dies schließt sowohl die Initiierung von Kommunikation als auch das Reagieren auf einen kommunikativen Reiz mit ein. Beides kann verbal oder non-verbal erfolgen. Typische non-verbale Kommunikation, wie sie in den folgenden Studien teilweise erfasst wird, beinhaltet Blickkontakt und Imitation. Im Zusammenhang mit Imitation sprechen Gattino et al. (2011) auch von sozialer Kommunikation. Weitere Formen non-verbaler Kommunikation sind bspw. Körperhaltung, Mimik und Gestik. Verbale Kommunikation hat unter den hier angeführten basalen sozialen Kompetenzen in gewisser Weise einen Sonderstatus, denn Kindern und Jugendlichen mit ASS zwischen 6 und 18 Jahren steht in den meisten Fällen ein größerer Wortschatz zur Verfügung als Säuglingen und Kleinkindern. Dieser Aspekt betrifft aber vor allem die Qualität der Kommunikation, während bei den entsprechenden therapeutischen Interventionen die Quantität von Interesse ist, da durch diese Rückschlüsse auf die Bereitschaft und Motivation zur Kommunikation gezogen werden können.

Imitation. Imitation gilt als wichtige Voraussetzung für die Sprachentwicklung und die Entwicklung der Theory of Mind (Kamp-Becker & Bölte, 2014). Einfache mimische Gesten, wie z.B. den Mund öffnen oder die Lippen schürzen, können Säuglinge schon im Alter von zwei bis drei Wochen imitieren.

Kinder mit ASS unterscheiden sich hinsichtlich ihrer Fähigkeit zur Imitation schon im Alter von zwei Jahren deutlich von Kindern mit anderen Entwicklungsstörungen (Kamp-Becker & Bölte, 2014).

Geteilte Aufmerksamkeit (»joint attention«). Unter geteilter Aufmerksamkeit versteht man in diesem Kontext die Fähigkeit der Kinder, ihre Aufmerksamkeit auf ein Objekt richten zu können und sich gleichzeitig dessen bewusst zu sein, dass ihr Interaktionspartner ebenfalls das Objekt im Fokus seiner Aufmerksamkeit hat (Schwarzer & Jovanovic, 2015). Neben der sogenannten dyadischen Interaktion, also der sozialen Interaktion zweier Menschen mit gerichteter Aufmerksamkeit auf den jeweils anderen Interaktionspartner, bildet die Fähigkeit zur geteilten Aufmerksamkeit für Säuglinge ab ca. sechs Monaten die Grundlage zur triadischen Interaktion, in die nun neben den beiden Interaktionspartnern noch ein drittes Element (ein Objekt oder ein Ereignis) mit einbezogen ist. Man geht davon aus, dass die geteilte Aufmerksamkeit im gesamten weiteren Entwicklungsverlauf eine wesentliche Rolle spielt, vor allem als Grundlage für weitere soziale Fähigkeiten und soziales Lernen (Schwarzer & Jovanovic, 2015). Die Fähigkeit zur geteilten Aufmerksamkeit ist bei Kindern mit ASS deutlich eingeschränkt.

4 Musiktherapie

4.1 Historischer Abriss und Definition

Die Anwendung von Musik als unterstützendes Element in medizinischen Belangen hat ihre Wurzeln bereits in der Antike (Plahl & Koch-Temming, 2008). Der engen Wechselwirkung zwischen Körper und Seele war man sich auch zu jener Zeit schon bewusst (Plahl & Koch-Temming, 2008). Wesentlich später, im 15. Jahrhundert, beschrieb der italienische Philosoph Giovanni Pico della Mirandola die Wirkung der Musik wie folgt: »Medicina sanat animam per corpus, musica autem corpus per animam. Die Medizin heilt die Seele auf dem Weg über den Körper, die Musik aber den Körper auf dem Weg über die Seele« (Kümmel, 1977, S. 411). Die Disziplin der Musiktherapie, wie sie unserem heutigen Verständnis entspricht, begann in ihrer Entwicklung nach dem zweiten Weltkrieg in den USA (Plahl & Koch-Temming, 2008). Während ein Großteil der Klientel zu dieser Zeit aus Kriegsveteranen bestand, vermutet Reschke-Hernandez (2011) auch zu dieser Zeit schon therapeutische Arbeit mit Kindern mit ASS. Das methodische Vorgehen dürfte sich jedoch (zumindest in Bezug auf ASS) stark am Prinzip des »trial and error« orientiert haben, und das zum Teil noch bis Ende der 1980er Jahre (Reschke-Hernandez, 2011, S. 177). Nachdem 1946 an der Kansas University in Texas der erste akademische Lehrgang für Musiktherapie ins Leben gerufen wurde, wird als weiterer wichtiger Meilenstein die Gründung der National Association of Music Therapy (NAMT) genannt (Plahl & Koch-Temming, 2008). Weitere Meilensteine sind die Gründung der British Society for Music Therapy (1958) sowie das Erscheinen des Journal of Music Therapy ab 1964 (Reschke-Hernandez, 2011). In Deutschland entstand 1970 zunächst aus verschiedenen musikpädagogischen Berufsverbänden der sogenannte Mentorenkurs in Herdecke, bei dem die erste Generation deutscher Musiktherapeuten von den britischen Kollegen angeleitet wurde, bevor 1979 schließlich die Deutsche Musiktherapeutische Gesellschaft (DMTG) gegründet wurde (Plahl & Koch-Temming, 2008). Diese definiert aktuell Musiktherapie wie folgt:

> Musiktherapie ist der gezielte Einsatz von Musik im Rahmen der therapeutischen Beziehung zur Wiederherstellung, Erhaltung und Förderung seelischer, körperlicher und geistiger Gesundheit. Musiktherapie ist eine praxisorientierte Wissenschaftsdisziplin, die in enger Wechselwirkung zu verschiedenen Wissenschaftsbereichen steht, insbesondere der Medizin, den Gesellschaftswissenschaften, der Psychologie, der Musikwissenschaft und der Pädagogik. Der Begriff »Musiktherapie« ist eine summarische Bezeichnung für unterschiedliche musiktherapeutische Konzeptionen, die ihrem Wesen nach als psychotherapeutische zu charakterisieren sind, in Abgrenzung zu pharmakologischer und physikalischer Therapie. Musiktherapeutische Methoden folgen gleichberechtigt tiefenpsychologischen, verhaltenstherapeutisch-lerntheoretischen, systemischen, anthroposophischen und ganzheitlich-humanistischen Ansätzen (DMTG, 2016).

4.2 Ansätze und Typen von Musiktherapie

Das Anwendungsfeld von Musiktherapie ist sehr breit gefächert. Je nachdem zu welchem Zweck und bei welcher Zielgruppe sie eingesetzt wird, ergibt sich eine ganze Reihe unterschiedlicher Ansätze. Tabelle 4 soll nun einen Überblick über verschiedene Ansätze sowie deren Funktion verschaffen.

Tabelle 4: Common approaches to music therapy practice (Dileo, C. (2000) in Encyclopedia of psychology, S.367)

Approach to Music Therapy	**Function of Music Therapy**
Behavioral	Music reinforcement used to increase, decrease, shape or provide a cue or prompt for nonmusic behaviors and for behavior management
Educational/ developmental	Provides opportunities for the acquisition of nonmusical educational and developmental skills
Rehabilitative	Assists/ facilitates restoration of lost abilities and adjustment to condition
Medical	Assists in decreasing the pain and anxiety of illness, hospitalization, and medical procedures and in coping with illness
Recreational	Provides opportunities for the acquisition of leisure and social skills

Psychotherapy	Used to facilitate intra- and interpersonal adjustment. May be used within a number of theoretical orientations
Pastoral	Used to facilitate spiritual awareness and growth
Palliative	Used to minimize pain and optimize quality of life
Preventive	Used to prevent illness and maximize health

Unabhängig von den einzelnen Ansätzen unterscheiden Accordino et al. (2007) und Dileo (2000) *fünf* verschiedene Typen der Musiktherapie:

Rezeptive Musiktherapie. Der Klient hört aufgenommene oder ihm live vorgespielte Musik. Je nach Art der Musik können eine Reihe unterschiedlicher Ziele verfolgt werden. So erfährt der Klient bspw. Entspannung oder Aktivierung, Geborgenheit oder Erregung, Anregung von Gedanken, Gefühlen, Erinnerungen und Bildern.

Kompositorisch kreative Musiktherapie. Der Klient kreiert ein musikalisches Produkt, wie bspw. ein Lied oder ein kleines Musikstück.

Improvisatorisch kreative Musiktherapie. Der Klient kreiert mit Unterstützung des Therapeuten spontan Musik mit seiner Stimme und/oder einem Instrument. Dies soll dem Klienten dabei helfen, seine Gedanken, Gefühle und Ideen auszudrücken und verschiedene Fähigkeiten, u.a. im Problemlösen und in der Entscheidungsfindung, zu entwickeln.

Rekreative Musiktherapie. Der Klient reproduziert Musik in irgendeiner Art und Weise, z.B. indem er ein Instrument lernt oder singt. Dies soll dem Klienten u.a. dabei helfen, seine Wahrnehmungs- und sensumotorischen Fähigkeiten zu verbessern.

Aktive Musiktherapie. Der Klient nimmt an strukturierten musikalischen Aktivitäten und Spielen teil. Diese beinhalten z.B. Elemente wie das Einhalten einer Reihenfolge, in angemessener Zeit verbal oder non-verbal zu antworten und andere zu imitieren. Hier stehen vor allem die Entwicklung sozialer, sensumotorischer und wahrnehmungsbezogener Fertigkeiten im Vordergrund sowie Realitätsorientierung und allgemein angepasstes Verhalten (Accordino et al., 2007; Dileo, C. in Kazdin, 2000).

Oftmals werden diese Typen aber je nach Grad der Aktivierung des Klienten nur in zwei Gruppen untergliedert: die der *aktiven Musiktherapie* (beinhaltet die kompositorisch und improvisatorische kreative, die rekreative und die aktive Musiktherapie) und die der *rezeptiven Musiktherapie* (Plahl & Koch-Temming, 2008). Grundsätzlich sind sowohl aktive als auch rezeptive Musiktherapie als Einzel- oder Gruppensetting möglich.

Ein weiterer, in den folgenden Studien zur Anwendung gekommener Typ, ist die auf Gallardo 2004 zurückgehende *Relational Music Therapy (RMT)* (Gattino et al., 2011). Sie gehört ebenfalls zur Gruppe der aktiven Musiktherapie und legt ihren Fokus auf die Aktionen des Klienten. Sie enthält auch Elemente aus anderen Typen (z.B. improvisatorische) und zeichnet sich vor allem durch ihren non-direktiven Ansatz aus, bei dem nach Möglichkeit ein Großteil der Interaktionen vom Klienten initiiert werden soll. Auch der stellenweise Einbezug der Eltern in die Therapie ist charakteristisch für diesen Typus (Gattino et al., 2011).

4.3 Indikationen und Kontraindikationen

Stegemann & Schmidt (2010) stellen in ihrer Pilotstudie zur Indikation und Kontraindikation von Musiktherapie fest, dass »aufgrund der spärlichen Datenlage in Bezug auf musiktherapeutische Wirksamkeitsstudien bei Kindern und Jugendlichen [...] darauf hingewiesen werden [muss], dass die [...] Indikationsempfehlungen eher auf klinischen Erfahrungen fußen, als dass sie als wissenschaftlich-empirisch abgesichert gelten könnten« (Stegemann & Schmidt, 2010, S. 89). Jedoch sind mittlerweile basierend auf diesen klinischen Erfahrungen und theoretischen Überlegungen für einige Anwendungsbereiche der Musiktherapie sogenannte Indikationskataloge (z.B. Frohne-Hagemann & Pleß-Adamczyk, 2005) erstellt worden (Plahl & Koch-Temming, 2008). Auffällig ist, dass Kontraindikationen lange Zeit gar keine gesonderte Beachtung geschenkt wurde und diese allenfalls als Randnotiz auftauchten (Stegemann & Schmidt, 2010). Tabelle 5 liefert hier eine Übersicht über die in verschiedenen Publikationen am häufigsten genannten Indikationen und Kontraindikationen. Sie wurden zusammengetragen aus Frohne-Hagemann & Pleß-Adamczyk (2005), Körber (2013) und Stegemann & Schmidt (2010).

Tabelle 5: Indikationen und Kontraindikationen in der Musiktherapie

Indikationen	**Kontraindikationen**
Depressive Erkrankungen	Massiver Widerstand, Ablehnung
Angsterkrankungen	Fehlende Krankheitseinsicht
Zwangserkrankungen	Fehlende Motivation
Essstörungen (Anorexie, Bulimie)	Fehlender Therapieauftrag

Schmerzstörungen	Akute Suizidalität
Persönlichkeitsstörungen	Aktuelle psychische Traumata (z.B. akute Trauerreaktionen)
Posttraumatische Belastungsstörungen	Traumatische Erfahrungen mit Musik
Somatoforme Störungen	Suchtprobleme und Entzugserscheinungen
Somatopsychische Störungen	Schwere ich-strukturelle Störung
Tiefgreifende Entwicklungsstörungen	Generelle Abwehr von Musik (labile Emotionalität, Retraumatisierung)
Umschriebene Entwicklungsstörungen des Sprechens und der Sprache	Meiden von Musik (Sozialisation, musiküberladende Berufssituation)
Emotionale Störungen des Kindesalters	Durch Reizüberflutung überbeanspruchte Menschen
Kombinierte Störungen des Sozialverhaltens und der Emotionen	Spezielle Epilepsieformen (Gefahr musikogener Auslösung)
Mutismus	Sterbende (Gefahr der Verfehlung stimmiger Musik durch Kommunikationsprobleme)
Intelligenzminderung	Hirntraumatisierte Menschen mit Amusie
Zustände nach Schädel-Hirn-Trauma	Als besonders belastend erlebte Migräne und Tinnitus
Aggressive Symptome mit Gewaltanwendung	
Konzentrationsstörungen	
Hyperaktivität	

Speziell im Hinblick auf Kinder und Jugendliche mit ASS weisen Accordino et al. (2007) als mögliche Kontraindikation zusätzlich auf die Möglichkeit einer bestehenden Hyperakusis hin.

4.4 Die Interventionstheorie

Auch wenn aus neuropsychologischer und vor allem neurobiologischer Sicht zu den genauen Prozessen der Verarbeitung von Musik und deren Wirkmechanismen noch nicht alles bis ins Detail geklärt ist (vor allem das »Wie« und »Warum« betreffend), lassen sich doch aus dem bisherigen Forschungsstand schon vielversprechende Erklärungsmodelle (sozusagen auf Basis eines »Dass«) extrahieren.

Grundlegend ist, dass es im menschlichen Gehirn kein einzelnes, zentrales Areal gibt, das für die Verarbeitung von Musik zuständig ist, sondern dass eine Vielzahl unterschiedlicher Systeme involviert sind (Yinger & Gooding, 2014).

Zunächst versetzt die Schallwelle das Trommelfell in Schwingung (Mastnak, 2013). Dieser Impuls, noch in Form einer mechanischen Welle, erfährt über die Gehörknöchelchen des Mittelohrs eine Druckverstärkung und wird damit vom gasförmigen Milieu der Luft an das flüssige Milieu des Innenohrs angepasst. Die Haarzellen des Cortiorgans in der Hörschnecke transformieren diese noch physikalische Information in eine neuronale Information in Form von elektro-chemischen Pattern. Über einen komplizierten Weg unter Beteiligung weiterer Prozesse, wie bspw. denen des Corpus geniculatum mediale (auch mittlerer Kniehöcker genannt), gelangt diese neuronal kodierte Schallinformation zum primären auditiven Kortex (oder primäre Hörrinde). Hier wird die neuronale Information schließlich in eine psychische Information, also in unsere eigentliche Hörwahrnehmung, umgewandelt (Mastnak, 2013).

Dem Thalamus, als sogenannte »Hauptschaltstelle des Gehirns« oder auch »Tor zum Bewusstsein« kommt hierbei eine besondere Bedeutung zu (Mastnak, 2013). Das auditorische System besteht aus lemniskalen und non-lemniskalen Bahnen und Systemen, die sich anatomisch und physiologisch voneinander unterscheiden (Tang et al., 2012, zitiert nach Mastnak, 2013). Der vordere (ventrale) Teil des im Thalamus befindlichen Corpus geniculatum mediale gehört zum lemniskalen System, während die mittleren (medialen) und hinteren (dorsalen) Teile des Corpus geniculatum mediale zum non-lemniskalen System gehören. Lemniskale Neuronen sind hochfrequente, und übermitteln daher auch spezifisch hochfrequente Informationen an den primären auditiven Kortex, während non-lemniskale Neuronen ein breiteres Spektrum an Frequenzen abdecken und weitere Areale des auditiven Kortex ansprechen (einschließlich des primären auditiven Kortex). Diese beiden Systeme sind vermutlich nicht nur hinsichtlich ihrer auditiven Signalverarbeitung unterschiedlich, sondern unterscheiden sich auch im Hervorrufen plastischer kortikaler Veränderungen (Tang et al., 2012, zitiert nach Mastnak, 2013, Übersetzung des Verfassers). Über den hier beschriebenen und an auditiven Prozessen maßgeblich beteiligten Corpus geniculatum mediale ist ebenfalls bekannt, dass er zahlreiche Afferenzen besitzt, welche zum Schmerzsystem gehören (Mastnak, 2013). Demnach sind in ein und demselben Kern Funktionen der Hörbahnverschaltung und Funktionen der Schmerzleitung vereinigt, was eine gute Grundlage für Erklärungen bereits beobachteter schmerzlindernder Wirkungen von Musik in anästhesiologischer Forschung darstellt (Mastnak, 2013).

Auch Zusammenhänge in den Bereichen Energie und Körperspannung lassen sich neuropsychologisch herstellen. Man geht davon aus, dass in der Formatio reticularis (einer zentralen Region des Hirnstamms) einerseits die Körperspannung geregelt wird, es aber auch so etwas wie das »mentale Energiezentrum« zu sein scheint (Mastnak, 2013). Interessant ist hierbei die Tatsache, dass von den Nuclei cochleares (den ersten informationsverarbeitenden Hörkernen des Hirnstamms) ein bestimmter neuronaler Zweig wegführt, der in der Formatio reticularis endet. Dieses Zentrum bekommt also sozusagen Rohmaterial der Hörinformation, wie bspw. über einfache rhythmische Strukturen, Tonlängen, -höhen und Lautstärke. Ebenso Teil der Formatio reticularis ist das aufsteigende retikuläre aktivierende System (ARAS). Dies liefert uns einen Erklärungsansatz für einen weiteren positiven Ansatz aus der Musiktherapie, denn »neuropsychologisch gesprochen [hat es] den Anschein, dass musikalisches Rohmaterial aus den Nuclei cochleares einen gewissen stimulierenden Einfluss auf das ARAS ausübt und damit die mentale Aktiviertheit und Aufmerksamkeit zu steigern vermag« (Mastnak, 2013, S. 80).

Um die Jahrtausendwende wurde davon berichtet, dass Musik möglicherweise auch den Serotoninspiegel beeinflussen kann, welcher neben einer Vielzahl von psychischen Funktionen wie klares Denken oder psychische Ausgeglichenheit, vor allem auch mit dem klinischen Erscheinungsbild einer Depression in Verbindung steht (Mastnak, 2013). Mastnak (2013) sieht die Funktion der Musik diesbezüglich eher darin, dass Musik in bestimmter Hinsicht bessere »Bedingungen« zur Produktion und Ausschüttung von Serotonin sowie zu seiner Verteilung und zerebralen Funktion schaffen könnte. Auch über die Beeinflussung weiterer Neurotransmitter wie bspw. Dopamin wird gegenwärtig diskutiert. Eine Teilerkenntnis in dieser Hinsicht ist jene, dass Musik dopaminerge Transmission verbessern kann, denn gerade in Bezug auf psychoaffektive, psychotische und kognitive Störungen spielt der Neurotransmittertransport über das mesolimbische System eine entscheidende Rolle (Mastnak, 2013).

Bei der Frage nach der Informationsversorgung des Hypothalamus fällt auf, dass – ohne zu sehr ins Detail gehen zu wollen – alle ihn versorgenden Afferenzen deutlich emotional-affektiv geprägt sind, keine Anspeisungen aus dem kognitiven Bereich vorhanden sind, sowie alle zumindest über Umwege mit dem Hören zu tun haben (Mastnak, 2013). Dies und Studien zur (vom Hypothalamus ausgehenden) Blutdruck regulierenden Funktion durch klassische indische Musik könnten nach Mastnak (2013) als Indizien für einen Einfluss von Musik auf den Hypothalamus angesehen werden.

Das limbische System wird eng in Zusammenhang mit Emotion und Affekt gebracht, auch wenn es falsch wäre, die Zuschreibungen als ausschließlich zu verstehen (Mastnak, 2013). Zwischen dem limbischen System und den auditiven Rindenfeldern gibt es zahlreiche Vernetzungen, was u.a. Ursache dafür ist, dass wir Klänge emotional werten. Hier bekommt Musik ihre emotionale Färbung, ohne dass wir sie intellektuell »verstehen«. Der unmittelbare Zusammenhang zwischen Musik und Prozessen des limbischen Systems kann als vielfach belegt angesehen werden (Mastnak, 2013).

Das bereits oben erwähnte Corpus geniculatum mediale des Thalamus besitzt noch eine weitere auffällige Verbindung, nämlich die zur Amygdala (Mastnak, 2013). Diese wird allgemein als Sitz von Angst, persistierender Angst und negativen Emotionen angesehen. Klinisch gesehen stehen Amygdala-Prozesse damit in engem Zusammenhang mit verschiedensten Angststörungen. Interessant ist nun, dass die Amygdala ebenfalls Informationen aus der Hörrinde erhält. Zusätzlich zu diesen Schallinformationen als »Rohmaterial« bekommt sie allerdings nachweisbar auch auditive Signale aus den assoziativen sensorischen Arealen geliefert, also bereits hoch verarbeitete »Musikinformation«. D.h., dass dieses emotionale Angstzentrum Musik in individueller Abhängigkeit vom Verständnis und den Assoziationen der jeweiligen Person verarbeitet. Auch hieraus lassen sich Erklärungsansätze für Wirkungsmechanismen von Musiktherapie bei Angststörungen konstruieren (Mastnak, 2013).

Ziele der Musiktherapie liegen also einerseits im gezielten Ansetzen an und positiv gerichtetem Einwirken auf die o.g. Mechanismen, um die gewünschten Zustände zunächst herbeizuführen, andererseits aber auch in deren Manifestation und Überführungen auf Zustände und Empfindungen des Alltags, außerhalb des therapeutischen Settings.

Die Autoren Koelsch & Fritz (2007) haben in ihrer Arbeit explizit den Zusammenhang zwischen Musik und Sprache sowie zwischen Musik und Emotionen näher beleuchtet. Anhand moderner bildgebender Verfahren haben sie die Wirkung von Sprache und Musik auf das menschliche Gehirn veranschaulicht und kommen zu dem Schluss, dass das menschliche Gehirn Musik und Sprache zum großen Teil mit denselben kognitiven Prozessen verarbeitet (mit zum großen Teil denselben zerebralen Strukturen). Dies zeige, » […] dass Musik und Sprache im Gehirn eng miteinander verknüpft sind, und dass das Gehirn oft keinen wesentlichen Unterschied zwischen Sprache und Musik macht« (Koelsch & Fritz, 2007, S. 35). Dies führen sie darauf zurück, dass sowohl Sprache als auch Musik eine Syntax und eine Semantik haben, die jeweils von denselben zuständigen Hirnstrukturen verarbeitet wird, im Übrigen zunächst unabhängig davon, ob dieser Mensch musikalisch ist oder nicht. Des Weiteren stellen sie fest, dass das »Hören von Musik […] emotionale Reaktionen im Gehirn hervorrufen [kann], und emotionale Prozesse […] Effekte auf das vegetative Nervensystem, das hormonelle System, das Immunsystem, und auf prämotorische Repräsentationen von Handlungsprozessen wie Mitklatschen, Mitsingen und Mittanzen [haben]« (Koelsch & Fritz, 2007, S. 23).

4.5 Musiktherapie und ASS

Bezogen auf die speziellen Ressourcen der Zielgruppe von Kindern und Jugendlichen mit ASS sind sich viele Studien darin einig, dass diese besonders günstige Voraussetzungen für eine Musiktherapie mitbringen, da sie oftmals über eine sehr feinfühlige Wahrnehmung gegenüber Tonhöhen und deren Veränderungen verfügen (Accordino et al., 2007; LaGasse, 2014; Simpson & Keen, 2011; Wan et al., 2010). Diese qualitativ ausgeprägten auditiven Verarbeitungsprozesse schlagen sich häufig in einem vermehrten Interesse an der Beschäftigung mit Musik nieder (Wan et al., 2010). Kinder und Jugendliche mit ASS präferieren daher nicht nur auditive (musikalische) Stimuli gegenüber anderen, sondern unterscheiden sich auch von ihren anderen Altersgenossen in der Dauer ihrer Bereitschaft, sich mit diesen zu befassen (Simpson & Keen, 2011). Darüber hinaus scheinen die Möglichkeiten der nonverbalen Kommunikation durch Musik einen äußerst vielversprechenden Zugang zu dieser Zielgruppe zu bieten, vielleicht sogar im Hinblick auf die Übermittlung von Emotionen. Katagiri (2009) nutzte passend ausgewählte Hintergrundmusik, um Kindern mit ASS die Emotionen Freude, Traurigkeit, Wut und Angst zu vermitteln. Im Vergleich zu den drei Kontrollgruppen, die mit anderen Techniken arbeiteten, berichtet sie von signifikanten Unterschieden zu Gunsten der Experimentalgruppe im Hinblick auf das Verständnis [oder zumindest die Zuordnung, Anmerkung des Verfassers] dieser Emotionen.

Abseits der zerebralen neurologischen Gemeinsamkeiten von Musik und Sprache ist eine weitere Eigenschaft von Musik, die dieser Zielgruppe sehr entgegenkommen mag, die ihr zugrunde liegende Struktur; der geordnete Aufbau aus sich wiederholenden Pattern, die ihr vorausschauend oftmals eine gewisse Berechenbarkeit verleihen und Halt und Orientierung geben können.

5 Fragestellung

Kinder und Jugendliche mit ASS weisen deutliche Defizite in den Bereichen der sozialen Interaktion sowie der Kommunikation auf (Bölte, 2009; Kamp-Becker & Bölte, 2014; Poustka et al., 2008). Zufriedenstellende soziale Interaktion erfordert eine Reihe von Fertigkeiten, die in ihrer Komplexität im Verlauf einer regulären Entwicklung zunehmen und meist auf vorher erworbenen Fertigkeiten aufbauen (Jugert, 2013). Ebenso verhält es sich mit der Fertigkeit Kommunikation. Soziale Interaktion beinhaltet Kommunikation, jedoch rechtfertigt sie ihre explizite Nennung durch ihre besondere Charakteristik und den Umstand, dass soziale Interaktion weitaus umfassender gemeint ist (z.B. auch Beziehungsqualitäten). All diese Fertigkeiten (und noch mehr) sind wiederum Teil sozialer Kompetenzen. Bei Kindern und Jugendlichen mit ASS handelt es sich jedoch nicht um Defizite in altersangemessenen sozialen Kompetenzen, sondern in ganz grundlegenden sozialen Kompetenzen, die in der Regel in den ersten zwei Lebensjahren erworben werden. Diese Defizite bilden gleichzeitig einen Großteil der Symptomatik von ASS und können nicht geheilt werden, jedoch möglicherweise erheblich verringert werden.

Als eine mögliche Intervention rückt in den vergangenen drei Dekaden immer wieder – und mit steigender Tendenz – die Musiktherapie in den Fokus des Interesses. Sie scheint von der Zielgruppe gerne angenommen zu werden und verspricht, sofern man den mittlerweile doch recht zahlreichen Kontraindikationen Beachtung schenkt, keine direkten Nebenwirkungen zu haben. Bis auf die Frage nach ihrer Wirksamkeit. Zahlreiche Fallstudien berichten von vielversprechenden Erfolgen einerseits, andererseits ringt sie um die Anerkennung als evidenzbasierte Therapie, da besagte Studien in der Evidenzhierarchie weit unten angesiedelt sind und darüber hinaus mit großer Heterogenität bzgl. der Probanden und der konkret eingesetzten Maßnahmen zu kämpfen haben. Mittlerweile gibt es jedoch auch mehr und mehr randomisierte kontrollierte Studien zu diesem Thema und sogar einige systematische Reviews und Meta-Analysen (Geretsegger et al., 2014; Geretsegger et al., 2012; Gold et al., 2006; J. Kim et al., 2008, 2009; Wheeler et al., 2008; Whipple, 2004). Ein Großteil dieser (oder der in ihnen enthaltenen) Studien untersuchten Kinder im Alter von ca. drei bis sechs Jahren.

Für einen Großteil dieser und anderer Kinder mit ASS besteht eine hohe Wahrscheinlichkeit, im weiteren Verlauf ihrer Entwicklung eine Förderschule zu besuchen. Die genauen Reglements über die Zeiten der Schulpflicht variieren leicht von Bundesland zu Bundesland. In Niedersachsen beträgt sie 12 Jahre und verpflichtet Kinder und Jugendliche in der Regel etwa zwischen dem 7. und dem 19. Lebensjahr zum Schulbesuch (Landesschulbehöre Niedersachsen, 2016). Eine Studie von Dworschak et al. (2012) über die Zusammensetzung der Schülerschaft im Förderschwerpunkt geistige Entwicklung nennt Autismus mit 13,2% als die zweithäufigste Einzeldiagnose. Die Zahlen des Statistischen Bundesamts von 2015 zugrunde gelegt und davon ausgegangen, dass die einzelnen Jahrgangskohorten gleichmäßig verteilt sind, gab es in Deutschland im vergangenen Jahr etwa 58.649 Kinder und Jugendliche mit ASS zwischen 6 und 18 Jahren (Statistisches Bundesamt, 2016).

In Anbetracht

- der beträchtlichen Anzahl an Kindern und Jugendlichen mit ASS, die in ihrer regulären Schulzeit problemlos verfügbar wären,
- der vielversprechenden Erfolge der Musiktherapie auf die Verringerung der Defizite sozialer Kompetenzen bei Kindern unter sechs Jahren,
- der günstigen Voraussetzungen und der Akzeptanz der Zielgruppe,
- der bereits vieler Orts stattgefundenen Implementierung von Logopädie, Ergotherapie und Krankengymnastik in den Förderschulalltag

lautet die Frage, die dieses Review versucht zu beantworten:

»Wie wirken sich musiktherapeutische Interventionen auf die sozialen Kompetenzen von 6- bis 18-jährigen Kindern und Jugendlichen mit Autismus-Spektrum-Störungen aus?«

6 Methode

Zur Beantwortung der vorangegangenen Frage scheint aus vielerlei Gründen ein systematisches Review gerechtfertigt:

Erstens: Um Fragen nach der Wirksamkeit bestimmter Interventionen zu beantworten, sind in der Regel Längsschnittstudien geeignet. Die eigenverantwortliche Durchführung einer solchen ist jedoch – gerade vor dem Hintergrund der recht großen Altersspanne – aufgrund zeitlicher, finanzieller und auch persönlicher Ressourcen unrealistisch. Hinzu kommt, dass die Anzahl der potentiell verfügbaren Probanden ohnehin so gering wäre, dass diese Studie kaum Aussagekraft hätte.

Zweitens: In der Forschungslandschaft der Musiktherapie hat sich in den vergangenen 30 Jahren viel getan. Auf dem Weg zu mehr Anerkennung und Akzeptanz in der empirischen Wissenschaft gibt es auch eine stetig zunehmende Anzahl von Studien, die eine Auswertung durch ein systematisches Review sinnvoll erscheinen lässt.

Drittens: Speziell für die interessierende Altersgruppe im Zusammenhang mit den interessierenden Auswirkungen ist bisher kein systematisches Review angefertigt worden.

Daher wird auf der Grundlage des aktuellen Forschungsstands ein systematisches Review nach den Richtlinien des *Centre for Reviews and Dissemination* der *University of York* (2009) angefertigt.

6.1 Literaturrecherche

Für die Literaturrecherche wurde die Datenbank *Web of Science* des Verlags *Thomson Reuters* verwendet. Die Suchanfragen wurden im August und September 2016 durchgeführt. Es wurde zunächst ohne weitere Einschränkung hinsichtlich der Art der Publikationen nach Veröffentlichungen aus dem Zeitraum von 1994 bis 2016 gesucht, die folgender Verknüpfung von Suchbegriffen entsprechen:

(autis* OR asd) AND (»music* therapy« OR »music* intervention*«)

Diese Suchanfrage lieferte 106 Ergebnisse. Nach einer ersten Sichtung des Titels und des Abstracts konnten hieraus 35 Treffer identifiziert werden, die im Hinblick auf die Beantwortung der Fragestellung als potentiell hilfreich angesehen wurden. Die Volltextrecherche dieser 35 Publikationen ergab Hinweise auf sieben weitere Arbeiten, die dann ebenfalls zur Volltextsichtung herangezogen wurden, sodass insgesamt 42 Veröffentlichungen auf die folgenden Ein- und Ausschlusskriterien hin untersucht wurden.

6.2 Ein- und Ausschlusskriterien

In der Auswertung berücksichtigt werden im Folgenden randomisierte kontrollierte Studien und Fallserien mit einer Teilnehmeranzahl von jeweils $n \geq 10$ sowie Meta-Analysen und eventuell bereits vorhandene systematische Reviews, sofern die ihnen zugrunde liegenden Studien ebenfalls die Einschlusskriterien erfüllen. Ein- und Ausschlusskriterien seien hier nochmals übersichtlich dargestellt:

Einschlusskriterien:

- Kinder und Jugendliche zwischen 6 und 18 Jahren (männlich und weiblich)
- Vorliegen einer Autismus-Spektrum-Störung (nach dem DSM-V oder den folgenden Codes der ICD-10: F84.0, F84.1, F84.5, F84.8, F84.9)
- Intervention durch jegliche Art von aktiver und rezeptiver Musiktherapie
- Vergleichsgröße (*comparator*): keine oder jegliche andere Interventionen
- Einzel- oder Gruppentherapie
- Auswirkungen (*outcomes*) der Intervention auf Bereiche der sozialen Kompetenz (zusätzliche Erfassung von weiteren Auswirkungen zulässig)
- Randomisierte kontrollierte Studien (*RCTs*)
- Fallserien (*case series*)
- Systematische Reviews und Meta-Analysen (basierend auf den übrigen Einschlusskriterien)
- Stichprobe von $n \geq 10$
- Veröffentlicht zwischen 1994 und 2016

Daraus ergeben sich z.T. komplementär folgende Ausschlusskriterien.

Ausschlusskriterien:

- Kinder und Jugendliche mit einer Diagnose nach ICD-10 Code
  - F84.2 Rett-Syndrom
  - F84.3 andere desintegrative Störung des Kindesalters
  - F84.4 Überaktive Störung mit Intelligenzminderung und Bewegungsstereotypien

- Interventionen, die ausschließlich auf eine Verminderung unerwünschten Verhaltens abzielen (bspw. stereotyper repetitiver Verhaltensweisen)
- Studien, die nicht in englischer Sprache vorliegen

Nach einer Überprüfung hinsichtlich der Ein- und Ausschlusskriterien der 42 im Volltext vorliegenden Publikationen blieben vier Studien übrig, die in die weitere Auswertung mit einbezogen werden konnten. Das folgende Flowchart (s. Abbildung 5, S. 65) zeigt den Rechercheprozess noch einmal im Überblick.

6.3 Auswertungsstrategie

Zunächst erfolgt für jede in die Auswertung aufgenommene Studie eine Beurteilung hinsichtlich ihrer Evidenzqualität. Dies geschieht auf Basis des GRADE-Ansatzes des *Cochrane Handbook for Systematic Reviews of Interventions*, auf welches das *Centre for Reviews and Dissemination* der *University of York* ebenfalls verweist. Dieser sieht folgende Unterteilungen vor (siehe Kasten 5).

Zugrunde liegende Methode	**Qualitätsbewertung**
Randomisierte Studien oder zweifach hochgestufte Beobachtungsstudien	Hoch
Herabgestufte randomisierte Studien oder hochgestufte Beobachtungsstudien	Mittel
Zweifach herabgestufte randomisierte Studien oder Beobachtungsstudien	Niedrig
Dreifach herabgestufte randomisierte Studien, herabgestufte Beobachtungsstudien, Fallberichte / -serien	Sehr niedrig

Kasten 5: Der GRADE-Ansatz (Higgins & Green, 2011)

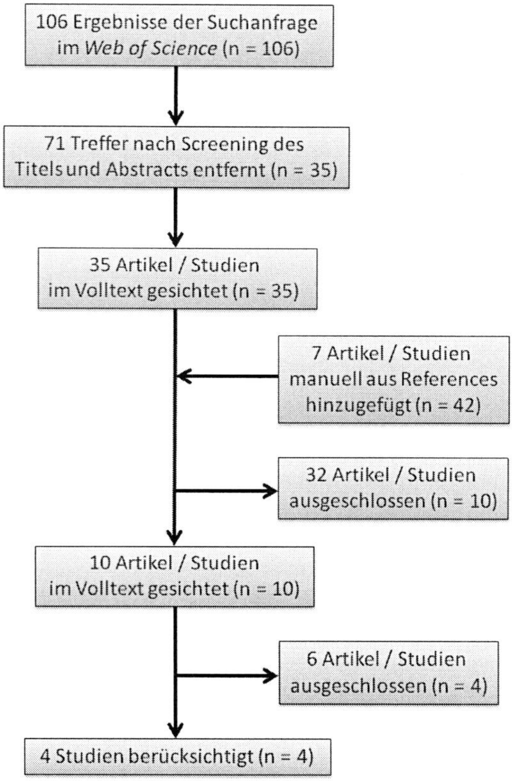

Abbildung 5: Flowchart des Rechercheprozesses

Faktoren, die ein Herabstufen rechtfertigen sind Einschränkungen im Design und im Einbezug bereits vorhandender Studien, das Fehlen von Informationen bzgl. der Stichprobe, Intervention, Kontrolle und Auswirkungen, unerklärte Heterogenität oder Inkonsistenz der Ergebnisse, Ungenauigkeit von Ergebnissen und eine hohe Wahrscheinlichkeit für Publikationsbias (Higgins & Green, 2011). Ein Hochstufen kann in Abhängigkeit von Faktoren erfolgen, die u.a. das Effektausmaß und den Dosis-Wirkungsgradienten betreffen (Higgins & Green, 2011).

Im Anschluss daran erfolgt für jede Studie eine Einschätzung des Risk of Bias. In Anlehnung an das *Centre for Reviews and Dissemination* der *University of York* und das *Cochrane Handbook for Systematic Reviews of Interventions* erfolgt diese für randomisierte kontrollierte Studien auf Grundlage der folgenden Kriterien (Higgins & Green, 2011; University of York, 2009):

- War die Methode der Randomisierung angemessen?
- Gab es eine verborgene Zuweisung?
- Waren die Gruppen hinsichtlich ihrer Voraussetzungen für die Intervention vergleichbar (z.B. Schwere der Erscheinungsform)?
- Gab es ein *Blinding* bei der Bewertung der Auswirkungen?
- Sind die Daten der interessierenden Merkmale vollständig? Gab es Drop-outs?
- Gibt es Hinweise auf eine unvollständige Veröffentlichung der Daten?
- Gibt es andere Hinweise auf eine Verzerrung oder Befangenheit?

Für Fallserien wird eine Bias-Einschätzung unter Berücksichtigung der folgenden Bereiche vorgenommen:

- die Wahl der erfassten Merkmale sowie deren Messinstrument,
- die Qualität und Vollständigkeit in der Berichterstattung,
- die Qualität der Intervention,
- die Wahrscheinlichkeit eines Bewertungsbias (University of York, 2009).

Im Anschluss daran erfolgt eine tabellarische Übersicht über die jeweils relevantesten Aspekte der jeweiligen Studie einschließlich deren Ergebnisse und Qualitätseinschätzung. Im Einzelnen wird folgende Unterteilung vorgenommen:

- Studie (Autoren, Jahr),
- Design, Dauer, Intensität,
- Stichprobe (Größe, Alter),
- Intervention, Vergleichsgröße,
- Erfasste Merkmale, Messinstrument,
- Ergebnis,
- Qualität (Evidenz, Risk of Bias).

In der darauffolgenden narrativen Synthese werden nochmals die wichtigsten Ergebnisse vorgestellt, ergänzende Informationen zu den einzelnen Studien zusammengetragen, bevor dann in der Diskussion Ergebnisse und Aspekte der einzelnen Studien untereinander in Bezug gestellt und auf ihre Relevanz hinsichtlich der Fragestellung überprüft werden.

7 Ergebnis

Vier Studien konnten entsprechend der Ein- und Ausschlusskriterien zur Auswertung herangezogen werden:

- Edgerton (1994): *The Effect of Improvisational Music Therapy on the Communicative Behaviors of Autistic Children,*
- Gattino et al. (2011): *Effects of relational music therapy on communication of children with autism: a randomized controlled study,*
- Iseri et al. (2014): *Music Therapy and Hormonal Responses in Autism,*
- LaGasse (2014): *Effects of a Music Therapy Group Intervention on Enhancing Social Skills in Children with Autism.*

Auf Basis des GRADE-Ansatzes aus dem *Cochrane Handbook for Systematic Reviews of Interventions* (Higgins & Green, 2011) wird folgende Einschätzung hinsichtlich der Evidenzqualität der vorliegenden Studien getroffen (siehe Kasten 6):

Studie	**Qualitätsbewertung**
Gattino et al. (2011): randomisierte kontrollierte Studie	Hoch
LaGasse (2014): randomisierte kontrollierte Studie	Hoch
Edgerton (1994): Fallserie	Sehr niedrig
Iseri et al. (2014): Fallserie	Sehr niedrig

Kasten 6: Evidenzqualität der einbezogenen Studien

Tabelle 6 zeigt das Ergebnis der Risk of Bias-Einschätzungen der beiden randomisierten kontrollierten Studien.

Tabelle 6: Einschätzung des Risk of Bias der RCTs

	LaGasse (2014)	**Gattino et al. (2011)**
Methode der Randomisierung	+	+
Verborgene Zuweisung	?	+
Vergleichbare Gruppen	+	+
Verblindete Bewertung	-	+
Vollständigkeit der Messdaten	-	+
Selektive Veröffentlichung	+	+
Sonstige Bias	+	+

(+: gut, ?: unklar, -: schlecht)

In Bezug auf die Vergleichbarkeit von Experimental- und Kontrollgruppe muss angemerkt werden, dass diese in beiden Studien als relativ gegeben angesehen werden. Aufgrund der kleinen Stichprobengrößen und der speziellen heterogenen Erscheinungsformen von ASS sind in allen Merkmalen identische

Vergleichsgruppen unrealistisch. In LaGasse (2014) erfolgten fast alle Bewertungen durch den leitenden Musiktherapeuten sowie durch die Eltern der Kinder, was u.a. dazu führte, dass es viele Ausfälle bei der Datenerhebung gab.

Im Mittelpunkt der Kritik an der Studie von Edgerton (1994) steht das eigens für diese Studie von ihr konstruierte Messinstrument CRASS (Checklist of Communicative Responses/Acts Score Sheet). Dieses kategorisiert Kommunikation in »musikalisch« und »nicht musikalisch« mit einem starken Fokus auf musikalische Kommunikation (91 von 107 Items).

Iseri et al. (2014) nutzen für die Erfassung von Merkmalsänderungen der Kinder vor und nach der Intervention ein strukturiertes Interview mit den Eltern sowie die *Childhood Autism Rating Scale* (CARS), die nach Wheeler et al. (2008) nicht für das Messen von Änderungen designt oder validiert ist. Die Studie ist zudem in etlichen Details lückenhaft, z.B. in Bezug auf Angaben die Intervention betreffend (Einzel- oder Gruppentherapie, Inhalt und Ablauf der Sitzungen). Durchgeführt wurde die Intervention in Form von Livemusik der *Tumata Group*. Weitere Recherchen hinsichtlich der musiktherapeutischen Qualität der *Tumata Group* ergaben folgendes:

> »In Turkey, it is possible to encounter receptive individual or group music therapy applications […]. These applications which are not conducted on academic and scientific basis are carried out by TUMATA (The Group of Researching and Introducing Turkish Music)« (Eren, 2014, S. 2596).

Die Intervention erfolgte einmal monatlich durch eine fünfstündige Therapiesitzung über einen Zeitraum von vier bis acht

Monaten. Ein Grund für diese Variation ist ebenfalls nicht angegeben.

Insgesamt ergeben sich dadurch für die beiden Fallserien folgende Risk of Bias-Einschätzungen (siehe Tabelle 7).

Tabelle 7: Einschätzung des Risk of Bias der Fallserien

	Edgerton (1994)	**Iseri et al. (2014)**
Wahl der erfassten Merkmale, Messinstrument	**o**	**-**
Qualität und Vollständigkeit der Berichterstattung	**+**	**-**
Qualität der Intervention	**+**	**-**
Bewertungsbias	**+**	**-**

(+: gut, o: mittel, -: schlecht)

Die folgende Tabelle 8 auf den nächsten vier Seiten fasst die relevantesten Daten und Ergebnisse dieser vier Studien im Überblick zusammen.

Tabelle 8: die wichtigsten Daten der Studien im Überblick

Studie (Autoren, Jahr)	**Design, Dauer, Intensität**	**Stichprobe** (Größe, Alter)	**Intervention, Vergleichsgröße**	**Erfasste Merkmale, Messinstrument**	**Ergebnis**	**Qualität**
Edgerton (1994)	**Design:** Open-label, konsekutive Fallserie mit B – A – B Reversaldesign **Dauer / Intensität:** 10 wöchentliche Sitzungen à 30 Minuten, Reversalsitzung in der 6. Woche	n=11 (10m/1w, 6-9 Jahre)	**Intervention:** Improvisatorische kreative Musiktherapie Einzeltherapie **Vergleichsgröße:** keine Vergleichsgröße	**CRASS** (via Videoanalyse): Kommunikative Reaktionen und kommunikative Handlungen (jeweils musikalisch u. nicht-musikalisch) **Behavior Change Survey:** allgemeines soziales Verhalten	**CRASS:** Signifikanter Anstieg aller kommunikativer Reaktionen u. Handlungen zwischen erster und letzter Sitzung ($p<0.01$) sowie Anstieg in den Interventionsphasen, und Rückgang in der Reversal-Phase. Auch signifikanter Anstieg zwischen 3. und letzter Sitzung ($p<0.01$). Höhere Zunahme in den musikalischen Subkategorien als in den nicht-musikalischen Subkategorien. Ergebnis der **Behavior Change Survey** im Mittel zwischen „keine Änderung" und „geringfügig besser".	**Evidenz:** sehr niedrig **Risk of Bias:** gut

Gattino et al. (2011)	**Design:** Randomisierte kontrollierte Studie, *single blinded* **Dauer / Intensität:** 16 Sitzungen à 30 Minuten (maximal 1 pro Woche) über einen Zeitraum von 7 Monaten	n=24 (24m/0w, 7-12 Jahre)	**Intervention:** *Relational Music Therapy* und klinische Standardmaßnahmen (n=12) Einzeltherapie **Kontrollgruppe:** nur klinische Standardmaßnahmen (n=12)	**CARS-BR:** Verbale, nonverbale und Fähigkeiten der sozialen Kommunikation (Imitation).	**CARS-BR:** Keine signifikanten Veränderungen in allen drei Merkmalen. Verbale Kommunikation: Anstieg um 0.13 (mit p=0.5, SMD=0.28, Wertebereich 1–4), non-verbale Kommunikation: Rückgang um 0.08 (mit p=0.35, SMD=0.39, Wertebereich 1–4), soziale Kommunikation: Rückgang um 0.04 (mit p=0.34, SMD=0.39, Wertebereich 5–20). Eine Subgruppenanalyse von 5 Jungen mit derselben Diagnose innerhalb der ASS (autistische Störung) ergab einen signifikanten Anstieg der nonverbalen Kommunikation um 0.30 (mit p<0.01, SMD=2.22, Wertebereich 1–4)	**Evidenz:** hoch **Risk of Bias:** gut

LaGasse (2014)	**Design:** Randomisierte kontrollierte Studie, *non-blinded* **Dauer / Intensität:** 10 Sitzungen über einen Zeitraum von 5 Wochen (2x pro Woche)	n=17 (13m/4w, 6-9 Jahre)	**Intervention:** Aktive Musiktherapie (n=9) Gruppentherapie **Kontrollgruppe:** *Social Skills Group* ohne musikalische und rhythmische Interventionen (n=8)	**SRS:** Soziale Responsivität **ATEC:** Sprache und Kommunikation, Umgänglichkeit, sensorisches/ kognitives Bewusstsein, gesundheitliches Verhalten **Videoanalyse** : Blickkontakt, geteilte Aufmerksamkeit, Initiierung von Kommunikation, Reaktion auf Kommunikation, Rückzug, unerwünschtes Verhalten	**SRS:** Signifikante positive Effekte in der sozialen Responsivität in der Musiktherapiegruppe (MTG, $p<0.05$). Nicht signifikante negative Effekte in der *Social Skills Group* (SSG). **ATEC:** Insgesamt signifikante positive Effekte beider Gruppen ($p<0.01$), aber kein signifikanter Unterschied zwischen den Gruppen. **Videoanalyse:** Signifikante Gruppenunterschiede zu Gunsten der MTG in geteilter Aufmerksamkeit mit Peers u. Blickkontakt ($p<0.05$). Keine signifikanten Gruppenunterschiede in Initiierungen von und Reaktionen auf Kommunikation, Rückzug und unerwünschtem Verhalten	**Evidenz:** hoch **Risk of Bias:** mittel

Iseri et al. (2014)	**Design:** Open-label, konsekutive Fallserie **Dauer / Intensität:** Eine Sitzung à 5 Stunden pro Monat über einen Zeitraum von 4 bis 8 Monate	n=10 (6m/4w, 6-15 Jahre)	**Intervention:** Musikalische Intervention durch die TUMATA Group Unklar, ob Einzel- oder Gruppentherapie **Vergleichsgröße:** Keine Vergleichsgröße	**CARS:** Zwischenmenschliche Beziehungen, Imitation, emotionale Reaktionen, Körpernutzung, Anpassungsfähigkeit, visuelle und auditive Responsivität, Angst, Nervosität, verbale und nonverbale Kommunikation, Aktivitätslevel, mentales Reaktionsrepertoire, allgemeiner Eindruck **Strukturiertes Interview:** Kommunikation, soziale Interaktion, Verhalten **Blutprobe:** Cortisol, Adrenalin, Noradrenalin, ACTH	**CARS:** Signifikante positive Effekte zwischen Pre- und Posttest (p=0.008). **Strukturiertes Interview:** Signifikante positive Effekte in den Bereichen Sprache und verbale Kommunikation (p=0.041), soziale Interaktion (p=0.024) und Verhalten (p=0.007). **Blutprobe:** Keine signifikanten Unterschiede zwischen den Analysen vor und nach der Intervention.	**Evidenz:** sehr niedrig **Risk of Bias:** schlecht

Edgerton (1994) konnte in ihrer Studie einen signifikanten Anstieg kommunikativer Reaktionen und kommunikativer Handlungen unter den elf sechs- bis neunjährigen autistischen Kindern nachweisen. Der Gruppenmittelwert sowie alle individuellen Werte ihrer *Checklist of Communicative Responses/ Acts Score Sheet* (CRASS) zeigen einen deutlichen Anstieg über die ersten fünf Sitzungen, dann einen Rückfall in der Reversalsitzung, in der sie im Gegensatz zur improvisatorischen Musiktherapie »vorkomponierte« Stücke spielt, und schließlich wieder einen Anstieg über die letzten vier Sitzungen. CRASS beinhaltet 107 Items, die auf zahlreichen anderen Skalen zur Bewertung von musikalischer Kommunikation, Autismus und Kommunikationsfähigkeiten basieren. Insgesamt ist die Gewichtung der CRASS mit 91 zu 16 Items deutlich im Bereich der musikalischen Kommunikation. Während die Gruppe im Mittel in der ersten Sitzung 16 kommunikative Reaktionen und Handlungen zeigte, stiegen diese innerhalb der ersten Interventionsphase um durchschnittlich 18.3 an auf etwa 34, nahmen in der Reversalphase um 19.3 ab, bevor sie in der letzten Interventionsphase wieder um 22.6 anstiegen. Die musikalische Subkategorie der CRASS war unterteilt in die Kommunikationsformen Tempo, Rhythmus, Struktur und Tonhöhe. Die nicht-musikalische Subkategorie beinhaltete Sprache, Kommunikationsabsicht und kommunikative Interaktion. Eine Gegenüberstellung der beiden Subkategorien ergibt folgendes Bild (s. Abbildung 6).

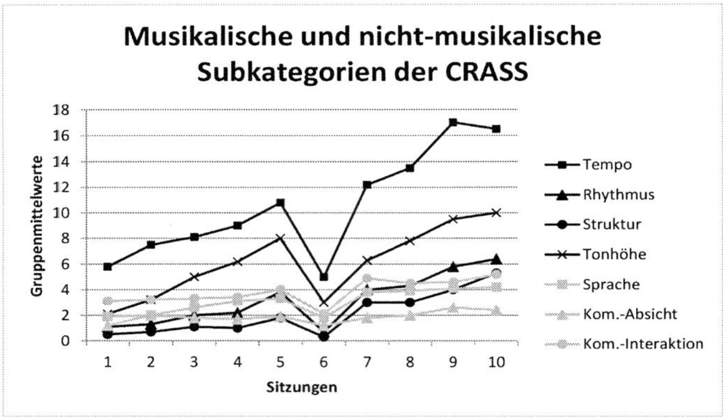

Abbildung 6: Musikalische und nicht-musikalische Subkategorien der CRASS

Die schwarz dargestellten musikalischen Subkategorien verzeichnen einen wesentlich deutlicheren Anstieg als die grau dargestellten nicht-musikalischen. Trotzdem konnte Edgerton feststellen, dass eine signifikante Korrelation ($r=0.645$, $p<0.05$) zwischen musikalisch stimmlichem Verhalten und nicht-musikalischer Sprachproduktion besteht. Außerhalb des musiktherapeutischen Settings konnten jedoch von Seiten der Eltern, Lehrer und Logopäden keine nennenswerten Änderungen festgestellt werden. Der von ihnen ausgefüllte Behavior Change Survey mit siebenstufiger Ratingskala (von 1: »viel weniger« über 4: »keine Änderungen« bis 7: »viel mehr«) lag im Durchschnitt über alle Kategorien hinweg zwischen vier und fünf, was allenfalls einer geringfügigen Verbesserung entspricht, aber auch durch Rater Bias erklärbar wäre. Gold et al. (2004) haben in einer Meta-Analyse die Effekte von Musiktherapie auf Kinder und Jugendliche mit psychopathologischen Auffälligkeiten untersucht. Die Studie von Edgerton (1994) war die einzige mit einer Zielgruppe im Bereich der ASS. Während Cohen's d für alle anderen Studien eine Effektstärke von durchschnittlich $d=0.61$ ergab, wies die Studie von Edgerton (1994) eine

Effektstärke von d=4.56 auf und wurde aus diesem Grund als Ausreißer von weiteren Berechnungen der Meta-Analyse ausgeschlossen. Gold et al. (2004) begründeten dies mit der Verwendung ihres speziellen Messinstruments, damit dass das Verhalten innerhalb des Settings nicht auf ein Verhalten außerhalb übertragbar sei und zuletzt durch eine doch nicht auszuschließende Befangenheit der zwei unabhängigen Bewerter (Gold et al., 2004). Den letzten Aspekt betreffend herrscht jedoch kein einheitlicher Konsens, so schreibt Wigram (2002) über die Studie von Edgerton (1994): »Inter-Observer reliability was established« (Tony Wigram, 2002, S. 3).

Gattino et al. (2011) konnten in ihrer brasilianischen Studie an 24 sieben- bis zwölfjährigen Jungen mit ASS keine signifikanten Änderungen hinsichtlich verbaler, nonverbaler und sozialer Kommunikation feststellen. Diese Studie zeichnet sich im Vergleich zu den anderen vor allem durch ihre relativ große Stichprobe und ihre allgemeine methodische Qualität aus. So ist diese Studie die einzige, die die Zusammensetzung ihrer Experimental- und Kontrollgruppe hinsichtlich der exakten Diagnosen innerhalb des ASS transparent macht (s. Tabelle 9, S. 80). Dadurch war es möglich Subgruppenanalysen durchzuführen, die einen signifikanten Anstieg der nonverbalen Kommunikation um 0.30 ($p<0.01$, SMD=2.22, Wertebereich 1–4) unter den jeweils fünf Jungen mit der Diagnose »autistische Störung« (nach DSM-IV-TR) aufzeigten. Als Messinstrument kam hierbei die *Childhood Autism Rating Scale* (CARS) zum Einsatz.

Tabelle 9: Zusammensetzung der Experimental- und Kontrollgruppe hinsichtlich der spezifischen Diagnosen

	Experimentalgruppe	Kontrollgruppe
Autistische Störung	n = 5	n = 5
Asperger-Syndrom	n = 0	n = 2
PDD-NOS	n = 7	n = 5
Gesamt	12	12

(PDD-NOS: tiefgreifende Entwicklungsstörung, nicht weiter spezifiziert)

Die Bedeutung dieses Zusammenhangs aus der Subgruppenanalyse müsste in weiteren Studien jedoch eingehender untersucht werden.

Eine weitere Besonderheit an der Studie von Gattino et al. (2011) ist der Einsatz der *Relational Music Therapy* (s. 4.2 Ansätze und Typen von Musiktherapie). Dieser Ansatz sieht keinen streng strukturierten Ablauf vor, sondern stellt die Aktionen und Initiierungen des Teilnehmers in den Vordergrund.

LaGasse (2014) kommt in seiner randomisierten kontrollierten Studie mit 17 sechs- bis neunjährigen Jungen und Mädchen mit ASS zu recht heterogenen Ergebnissen. Als (vermutlich) einzige der vier Studien erfolgt die Intervention bei LaGasse (2014) in Form einer Gruppenmusiktherapie, was es ermöglicht, auch Kommunikation und soziale Interaktion zwischen den Teilnehmern zu erfassen. Dafür setzt er drei verschiedene Messinstrumente ein: die *Social Responsiveness Scale* (SRS), die *Autism Treatment Evalutaion Checklist* (ATEC) und eine videogestützte Beobachtung zur Erfassung verschiedener, vorab codierter Verhaltensweisen. Die SRS wurde bereits in anderen Studien im

Zusammenhang mit sozialen Fertigkeiten bei Kindern und Jugendlichen mit ASS eingesetzt. Die ATEC wurde eigens designt, um Maßnahmen betreffend Sprache, Kommunikation und sozialen Fertigkeiten zu evaluieren. Darüber hinaus wurde die ATEC als geeignet befunden, den Fortschritt von Kindern mit ASS über eine Intervention abzubilden (LaGasse, 2014). SRS und ATEC wurden jeweils von den Eltern oder Betreuern vor und nach (SRS) und teilweise auch während der laufenden Intervention (ATEC) ausgefüllt. Die SRS ergab signifikante positive Effekte ($p<0.05$) in der sozialen Responsivität zugunsten der Musiktherapiegruppe. Ein Vergleich der beiden Gruppen auf Basis der SRS ergibt folgendes Bild (s. Abbildung 7). Auffallend ist, dass die Kinder in der Musiktherapiegruppe (MTG) bereits beim Pretest ein schlechteres soziales Funktionsniveau aufwiesen als die Kinder in der *Social Skill Group* (SSG), was grundlegend mehr Potential für Verbesserungen schafft. Die negative Entwicklung der SSG konnte kein Signifikanzniveau erreichen.

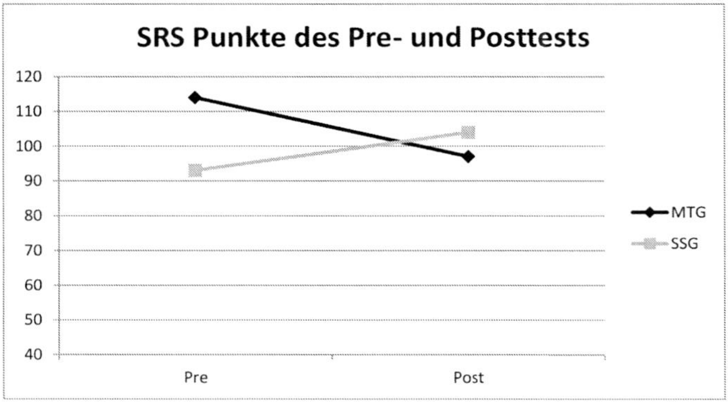

Abbildung 7: SRS Punkte des Pre- und Posttests (höhere Werte = niedrigeres Funktionsniveau, niedrigere Werte = höheres Funktionsniveau)

Die ATEC wurde verwendet, um speziell den Entwicklungsverlauf während der Intervention zu erfassen und wurde von den Eltern bzw. Betreuern zu den in Abbildung 8 dargestellten Zeitpunkten ausgefüllt. Mit Hilfe der ATEC konnten signifikant positive Effekte über die Zeit aufgezeigt werden (p<0.01), allerdings nicht zwischen den Gruppen. Auffallend ist hierbei ebenfalls das schlechtere Funktionsniveau der MTG zu Beginn der Intervention sowie eine weitere deutliche Verbesserung zwischen dem Posttest und dem drei Wochen später erfolgten Posttest.

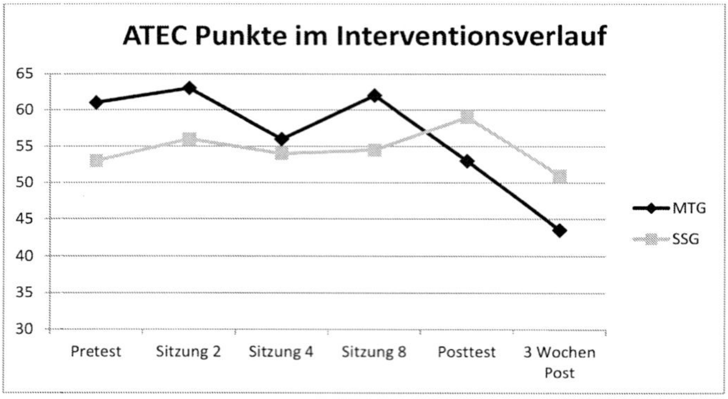

Abbildung 8: ATEC Punkte im Interventionsverlauf (höhere Werte = niedrigeres Funktionsniveau, niedrigere Werte = höheres Funktionsniveau)

Auch wenn es hierbei keine signifikanten Unterschiede zwischen den Gruppen gab, so widerspricht dieser Verlauf nicht im Grundsatz der Wirksamkeit einer Musiktherapie. Nur kann hieraus nicht auf eine Überlegenheit von Musiktherapie gegenüber anderen Interventionen geschlossen werden. Eine weitere Schwierigkeit in der Interpretation der Ergebnisse der ATEC stellt der unregelmäßige Verlauf dar.

Als dritte Säule der Datenerhebung nutzt LaGasse (2014) die Videoanalyse. Damit sollen vorab definierte Verhaltensweisen erfasst und quantifiziert werden. Daraus ergaben sich signifikante Unterschiede in geteilter Aufmerksamkeit mit Peers und Blickkontakt ($p<0.05$) zugunsten der MTG. Dies erscheint vor der Natur des gemeinsamen Musizierens durchaus plausibel und die Möglichkeit der Erfassung von kommunikativem Verhalten zwischen den Peers ist ein entscheidender Vorteil gegenüber Einzeltherapiesettings. Ebenso gab es aber auch hierbei nicht signifikante Unterschiede in den Bereichen der Initiierung von Kommunikation, dem Reagieren auf Kommunikation, des Rückzugs und des unerwünschten Verhaltens. Alles in allem liefern die Ergebnisse der Studie von LaGasse (2014) ein recht heterogenes Bild, das zahlreiche Erklärungsansätze zulässt, hauptsächlich im Hinblick auf die Wahl der Messinstrumente.

Die Studie von Iseri et al. (2014) ist die erste türkische Studie, die sich mit der Wirkung von Musiktherapie auf Kinder und Jugendliche mit ASS befasst. Anders als der Titel *Music Therapy and Hormonal Responses* vermuten lässt, stehen weniger medizinische Aspekte als vielmehr Aspekte der Kommunikation und sozialer Interaktion im Fokus. Iseri et al. (2014) untersuchten insgesamt zehn Kinder und Jugendliche mit ASS zwischen 6 und 15 Jahren. Eine Kontrollgruppe oder Reversalphasen waren nicht vorgesehen. Die Angabe der Intensität der Intervention mit einer einmal pro Monat stattfindenden fünfstündigen Sitzung über vier bis acht Monate hinweg legt die Vermutung nahe, dass es sich hierbei um eine Gruppentherapie handelt, auch wenn dies nicht explizit angegeben ist. Ferner wäre interessant gewesen zu wissen, warum diese ungewöhnliche Sequenz seltener aber intensiver Sitzungen gewählt wurde und warum für die gesamte Dauer der Intervention eine um vier Monate variierende Zeitspanne angegeben wird. Die Angaben zur musiktherapeutischen Intervention legen einen großen Anteil an rezeptiver Musiktherapie nahe. Im Einzelnen heißt es, »in the current study […], live music was performed by the TUMATA Group using specially selected instruments […]. In addition, children were allowed to play these instruments under the supervision of the team« (Iseri et al., 2014, S. 56). Als Messinstrumente kamen zum Einsatz die CARS, ein strukturiertes Interview mit den Eltern sowie Computer für die Analysen der Blutproben. Das strukturierte Interview stellt sich dar in Form eines eigens entworfenen Fragebogens mit den drei definierten Subskalen Sprache/verbale Kommunikation, soziale Interaktion und Verhalten. Zur Einschätzung der Eltern stand eine elfstufige Ratingskala zur Verfügung mit Ausprägungen von 0 (*normal*) bis 10 (*severly abnormal*). Mit allen drei Erhebungsmethoden wurde ein Pretest und ein Posttest durchgeführt. Während der Hormonlevel der Kinder und Jugendlichen keine signifikanten Unterschiede aufwies, erreichte die Punktzahl der CARS beim Posttest einen signifikant niedrigeren Wert (verbunden mit einem höheren Funktionsniveau) als beim Pretest ($p<0.05$). Ebenso zeigte die Auswertung der Elternfragebögen in allen drei Subskalen signifikante Verbesserungen ($p<0.05$). Abbildungen 9 und 10 (S. 85) verdeutlichen dies im Überblick.

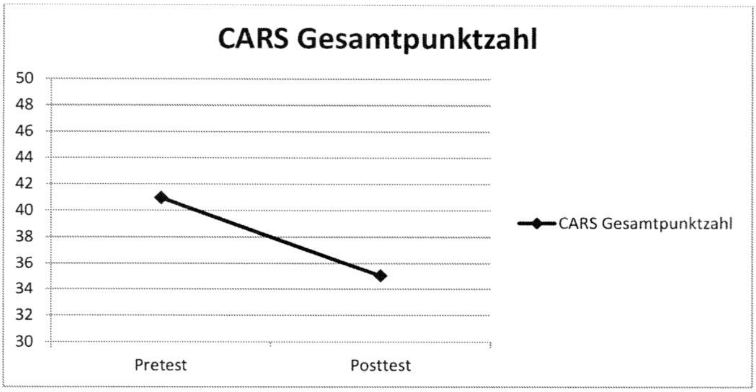

Abbildung 9: CARS Gesamtpunktzahl (Gruppenmittel)

So kommen Iseri et al. (2014) zu folgendem Schluss: »The results clearly show that music therapy decreased hyperkinesic movements and stereotypic-repetitive behaviors, while increasing reciprocal social interaction and verbal communication« (Iseri et al., 2014, S. 57).

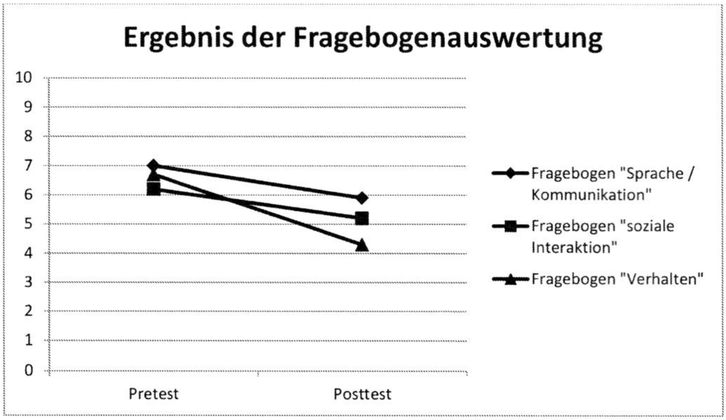

Abbildung 10: Ergebnis der Fragebogenauswertung

8 Diskussion

Das vorliegende systematische Review untersucht vor dem Hintergrund des aktuellen Forschungsstands die Frage, wie sich musiktherapeutische Interventionen auf die soziale Kompetenz von 6- bis 18-jährigen Kindern und Jugendlichen mit ASS auswirken. Dazu wurde eine systematische Suche mit Hilfe des *Web of Science* durchgeführt und alle thematisch relevanten randomisierten kontrollierten Studien sowie Fallserien ab 1994 mit einer Stichprobe von $n \geq 10$ in die Auswertung aufgenommen. Die Ergebnisse der vier den Ein- und Ausschlusskriterien entsprochenen Studien wurden übersichtlich und ausführlich dargestellt.

Im Folgenden werden die Ergebnisse der vorliegenden Studien sowie einzelne Aspekte dieser mit Blick auf den Forschungsstand interpretiert, diskutiert und untereinander in Bezug gestellt, bevor sie auf ihre Relevanz hinsichtlich der Fragestellung überprüft werden. Anschließend werden Schlussfolgerungen der Ergebnisinterpretationen vorgestellt und weitere Probleme in Bezug auf das aktuelle Forschungsfeld thematisiert.

Die vier Studien, die zur Beantwortung der Fragestellung herangezogen werden, sind hinsichtlich ihrer Ergebnisse recht widersprüchlich und in ihrer Qualität heterogen, sodass eine einfache und eindeutige Beantwortung der Forschungsfrage nicht möglich scheint. Daher soll in Anlehnung an Else & Wheeler

(2010) ein Versuch unternommen werden, die vorliegenden Studien hinsichtlich ihrer Aussagekraft einzuordnen. Abbildung 11 zeigt, wie dies in etwa aussehen könnte.

Die beiden aussagekräftigsten Studien (Gattino et al., 2011 und LaGasse, 2014) konnten entweder keine signifikanten Veränderungen feststellen, nur in bestimmten Subkategorien (Gattino et al., 2011) oder konnten zwar signifikante Veränderungen aufzeigen, diese aber nicht in allen Bereichen der sozialen Kompetenzen (je nach Erhebungsinstrument) und auch nicht immer in Abgrenzung zu anderen, nicht musiktherapeutischen Interventionen (LaGasse, 2014). Die beiden Fallserien von Edgerton (1994) und Iseri et al. (2014) kommen hinsichtlich der Förderung von sozialen Kompetenzen durch Musiktherapie auf eindeutig positive Ergebnisse.

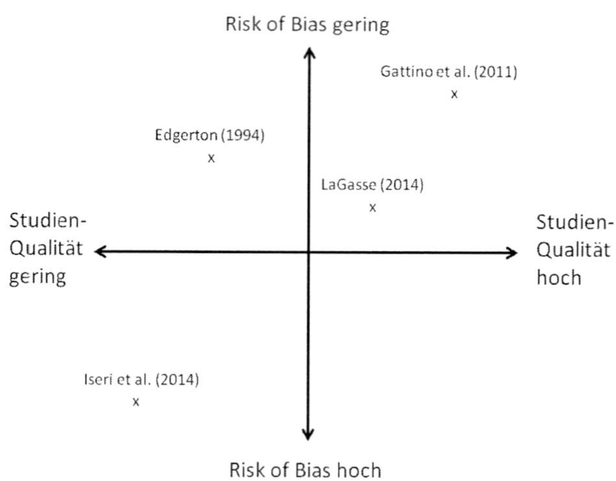

Abbildung 11: Einschätzung der Aussagekraft der Studien

Im Einzelnen lassen die Ergebnisse der aussagekräftigsten Studie von Gattino et al. (2011) unter jeweiliger Berücksichtigung ihrer Besonderheiten mindestens *fünf* Schlussfolgerungen zu:

Erstens. Dass sie weder in den Bereichen der verbalen, nonverbalen noch sozialen Kommunikation signifikante Veränderungen feststellen konnten, könnte bedeuten, dass Musiktherapie grundsätzlich nicht dazu geeignet ist, diese Fähigkeiten bei Kindern und Jugendlichen mit ASS zu fördern.

Zweitens. Die speziell hier zum Einsatz gekommene *Relational Music Therapy* ist für Kinder und Jugendliche mit ASS nicht geeignet, da sie zu sehr die Aktion und Initiierung des Teilnehmers fokussiert und der prinzipiell non-direktive Ansatz möglicherweise zu wenig Aufforderungs- oder Anregungscharakter besitzt. Zudem scheint mit besonderer Betonung des Beziehungsaspekts der jeweilig durchführenden Person eine besondere Bedeutung zuzukommen.

Drittens. Bei Gattino et al. (2011) wurden lediglich in einer Subgruppenanalyse von jeweils fünf Jungen aus Experimental- und Kontrollgruppe mit exakt der gleichen Diagnose innerhalb der ASS signifikante Veränderungen festgestellt. Diese Tatsache wirft die Frage auf, ob sich positive Wirkungen der Musiktherapie nur dann feststellen lassen, wenn man noch genauer auf die Vergleichbarkeit zwischen Experimental- und Kontrollgruppen achtet. Möglicherweise sind die Erscheinungsformen innerhalb der ASS zu heterogen, als dass sie in derart kleinen Stichproben zusammengefasst werden können.

Viertens. Das hier zur Anwendung gekommene Messinstrument CARS (oder CARS-BR in portugiesischer Sprache) ist nicht geeignet, um geringfügige Änderungen über einen kurzen Zeitraum zu erfassen (Wheeler et al., 2008). Es ist konzipiert, um die An- oder Abwesenheit von Autismus sowie dessen Ausprägung zu erfassen.

Fünftens. Gattino et al. (2011) führten sowohl die Intervention als auch die klinischen Standardmaßnahmen der Kontrollgruppe in einem Krankenhaus-Setting durch. Dieses wirkt sich negativ auf die Aufmerksamkeit, Bereitschaft und Offenheit der Kinder und Jugendlichen aus, da dieser Ort mit unangenehmen Erfahrungen und Schmerzen in Verbindung gebracht wird.

Interessant ist, dass Gattino et al. (2011) und Iseri et al. (2014) das gleiche Messinstrument (CARS) eingesetzt haben. Während Gattino et al. (2011) allerdings zu dem Schluss kommen, dass dieses ungeeignet sei in der Erfassung (geringfügiger) Änderungen, verzeichnen Iseri et al. (2014) damit große Effekte. Und das vor dem Hintergrund relativ regelmäßig stattfindender Interventionen bei Gattino et al. (2011) im Gegensatz zu den eher seltenen, unregelmäßigen und intensiven Therapiesitzungen mit einer Mehrheit an rezeptiver Beteiligung bei Iseri et al. (2014). Insgesamt jedoch ergibt sich bei Iseri et al. (2014) in Bezug auf die methodische Qualität der Studie und die durchgeführte Intervention ein eher minderwertiges oder zumindest fragwürdiges Bild, sodass diese Ergebnisse schlecht im Hinblick auf die Fragestellung interpretiert werden können.

Trotz allem drängt sich das Problem der Datenerhebungsmethode in den Vordergrund. Solange die Ergebnisse der einzelnen Studien derart vom Einsatz des jeweiligen Messinstruments abhängen, lässt sich das wahre Ausmaß einer Wirkung oder Nichtwirkung nur schwer beurteilen. Ein gutes Beispiel hierfür ist die zweit aussagekräftigste Studie LaGasse (2014). Hier kommen drei verschiedene Erhebungsmethoden zum

Einsatz: die *Social Responsiveness Scale* (SRS), die *Autism Treatment Evalutaion Checklist* (ATEC) und eine indirekte Beobachtung in Form einer Videographie. In der Dimension »Gruppe« erzielt die SRS in den interessierenden Merkmalen signifikante positive Ergebnisse zugunsten der Musiktherapiegruppe, die ATEC nicht. In der Dimension »Zeit« verzeichnet die SRS in der Kontrollgruppe eine (nicht signifikante) negative, die ATEC eine signifikante positive Entwicklung. Lediglich die Videoanalyse widerspricht keinem der aufgeführten Ergebnisse explizit. Auch wenn dies bei LaGasse (2014) zumindest die Aussage zulässt, dass sich musiktherapeutische Intervention positiv über die Zeit auswirkt (aber nicht zwangsläufig im Gegensatz zu anderen Interventionen), unterstreicht dies doch die dringende Notwendigkeit nach einem geeigneten Messinstrument. Dieses muss einerseits in der Lage sein, geringfügige Veränderungen in den Bereichen der sozialen Kompetenz innerhalb eines relativ kurzen Zeitraums adäquat zu erfassen, und andererseits Unterschiede zwischen Gruppen abzubilden. Wigram (2002) schreibt dazu: »Music Therapy's weakest area is our lack of standardized tools for assessment and evaluation« (Wigram, 2002, S. 5). Während die Videographie zur Erfassung von grundlegenden sozialen Kompetenzen wie geteilte Aufmerksamkeit und Blickkontakt innerhalb des Settings grundsätzlich eine sinnvolle Methode darstellt, bleibt die Erfassung allgemeiner sozialer Verhaltensänderungen außerhalb des Settings ein Problem, da man hier nur schlecht auf die Einschätzungen der Eltern bzw. Betreuer verzichten kann.

Die Studie von Edgerton (1994) liefert durchaus Hinweise darauf, dass ihre improvisatorische Musiktherapie einen positiven Einfluss auf kommunikative Aktionen und Reaktionen der Kinder hatte. Im Zentrum der Kritik steht bei dieser Fallserie daher nicht das Ergebnis als solches, sondern lediglich das Ausmaß des Effekts sowie die Generalisierbarkeit außerhalb des Settings. Wenn man bei der Beantwortung des *Behavior Change Survey* eine leichte Beeinflussung durch die Erwartungshaltung der Eltern, Lehrer und Logopäden berücksichtigt, ist zumindest keine Änderung außerhalb des Settings erkennbar.

Was die Gegenüberstellung der einzelnen Interventionspläne in Bezug auf Intensität und Dauer betrifft, scheint sich im Allgemeinen kein erkennbarer Zusammenhang zwischen diesen und dem daraus resultierenden Effekt abzuzeichnen. Die Zeitspannen reichen von fünf Wochen (LaGasse, 2014) bis hin zu sieben (Gattino et al., 2011) oder acht Monaten (Iseri et al., 2014) und lassen nach den vorliegenden Studien keinen zuverlässigen Schluss auf den Erfolg der Therapie zu. Während der laufenden Intervention führten lediglich Edgerton (1994) und LaGasse (2014) Messungen durch, aber auch hier ergibt sich kein einheitliches Bild. Edgerton (1994) konnte mit der CRASS einen stetigen Anstieg der interessierenden Merkmale feststellen (abgesehen von der Reversalphase) während die von LaGasse (2014) eingesetzte ATEC einen diskontinuierlichen Verlauf aufzeichnete. Trotzdem ergibt sich die Frage, ob die Erwartungshaltungen bezüglich der Verhaltensänderungen innerhalb von bspw. fünf Wochen gerechtfertigt sind, oder ob generalisierbare Veränderungen des Sozialverhaltens sich nur wesentlich langsamer auf ein Verhalten außerhalb des Settings übertragen.

Ein Vergleich der den Studien zugrunde liegenden verschiedenen Altersgruppen (s. Abbildung 12) zeigt im Hinblick auf die in der Fragestellung fokussierten 6- bis 18-Jährigen, dass alleine aus diesem Grund eine globale Beantwortung der Fragestellung nicht vorgenommen werden kann. Der Bereich der sechs- bis siebenjährigen Kindern mit ASS ist dreimal vertreten, die Altersspanne zwischen sieben und neun viermal, Kinder zwischen neun und zwölf waren zweimal Bestandteil der Stichprobe, der Bereich zwischen 12 und 15 war nur einmal vertreten, während für Jugendliche älter als 15 Jahre gar keine Daten vorliegen.

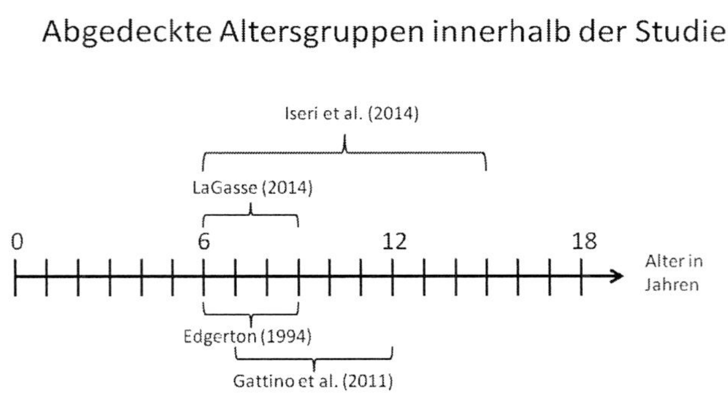

Abbildung 12: Abgedeckte Altersgruppen innerhalb der Studien

Daher lautet die Antwort auf die Forschungsfrage

»*Wie wirken sich musiktherapeutische Interventionen auf die sozialen Kompetenzen von 6- bis 18-jährigen Kindern und Jugendlichen mit Autismus-Spektrum-Störungen aus?*«

auf Grundlage der hier vorliegenden Untersuchungen wie folgt:

Wie sich musiktherapeutische Interventionen auf die soziale Kompetenz von 6- bis 18-jährigen Kindern und Jugendlichen mit ASS auswirken, lässt sich nicht mit absoluter Gewissheit sagen. Die Studien kommen auf keine einheitlichen Ergebnisse und legen die Vermutung nahe, dass viele Faktoren einen Einfluss sowohl auf die eigentlichen Auswirkungen von Musiktherapie auf Kinder haben, als aber auch auf die Forschungsergebnisse der Studien. Den letzten Aspekt betreffen vor allem die Messinstrumente. Diese liefern z.T. innerhalb ein und derselben Studie widersprüchliche Ergebnisse. Darüber hinaus scheinen aber auch zahlreiche andere Faktoren auf das Wirkungsgefüge als solches einzuwirken, auf die im Folgenden noch näher eingegangen wird. Da wären bspw. die Wahl des geeigneten Musiktherapieansatzes (RMT bei Gattino et al, 2011) sowie die Art und Weise der Durchführung der Intervention, die Wahl der Örtlichkeiten für die Intervention, aber vor allem auch die persönlichen Voraussetzungen und Ressourcen der Kinder und Jugendlichen selbst. Für den Altersbereich der 12- bis 18-jährigen Heranwachsenden lässt sich auf Basis der hier vorliegenden Studien gar keine Aussage treffen. Für die Altersspanne zwischen neun und zwölf besteht (basierend auf der Subgruppenanalyse von fünf Kindern bei Gattino et al., 2011) ein kleiner Hinweis auf eine mögliche Wirkung, die sich allerdings erst durch weitere Forschungsergebnisse bewähren muss. Im Bereich der sechs- bis neunjährigen Kinder konnten sich Hinweise auf eine positive Wirkung sowohl bei LaGasse (2014) als auch bei Edgerton (1994) finden lassen. Beide lassen allerdings keinen Schluss auf die überlegene Wirkung der Intervention durch Musiktherapie im Gegensatz zu anderen Interventionen zu. Daher besteht zwar für die sechs- bis neunjährigen eine gewisse Wahrscheinlichkeit, dass musiktherapeutische Intervention positive Auswirkungen auf Aspekte der sozialen Kompetenzen hat, jedoch finden sich keine Hinweise auf eine Generalisierbarkeit dieser auf außertherapeutische Situationen.

Das vorliegende systematische Review zeigt, dass die Wirkung musiktherapeutischer Interventionen auf die Zielgruppe der 6- bis 18-jährigen Kinder und Jugendlichen mit ASS (und damit in der Regel auf Schulkinder) hinsichtlich ihrer sozialen Kompetenzen noch kaum erforscht ist. Zumindest nicht in

Form von randomisierten kontrollierten Studien. Zahlreiche Fallberichte und Fallstudien zur Auswirkung von Musiktherapie auf verschiedene Merkmale und Altersgruppen liegen vor und leisten wichtige Beiträge und Erkenntnisse in diesem Gebiet. Zudem sind diese auch durch die notwendige individuelle Anpassung der Intervention an die Bedürfnisse der Teilnehmer durchaus begründet und gerechtfertigt. Dennoch muss sich die Musiktherapie – wie jede andere Wissenschaft auch – auf dem Weg zur Anerkennung als evidenzbasierte Therapie durch randomisierte kontrollierte Studien und statistische Analysen bewähren. Gerade im Bereich der über Neunjährigen sind qualitativ hochwertige Studien rar gesät. Während die hier getroffene Annahme, dass Musiktherapie mit einer gewissen Wahrscheinlichkeit positive Auswirkungen auf soziale Kompetenzen der eher jüngeren Kinder hat, durch zahlreiche weitere Studien gestützt wird.

Geretsegger et al. (2014) untersuchten in ihrem systematischen Review *Music Therapy for People with Autism Spectrum Disorder (Cochrane Collaboration)* zehn Studien mit Teilnehmern im Alter von zwei bis zwölf Jahren. Allerdings ist auch hier die einzige Studie, die den Altersbereich bis zwölf Jahre abdeckt, die hier ebenfalls berücksichtigte von Gattino et al. (2011). Erfasst wurden hauptsächlich Merkmale der Kommunikation und sozialen Interaktion. Sie fanden heraus, dass Musiktherapie den »Placebo«-Therapien sowie den Standardmaßnahmen hinsichtlich der folgenden Bereiche überlegen war: soziale Interaktion und nonverbale Kommunikation im Kontext der Therapie, allgemeine soziale Interaktion außerhalb des Therapie-kontexts, verbale Kommunikation, Verhaltensinitiierung, sozial-emotionale Reziprozität, soziale Anpassung und Qualität der Eltern-Kind-Beziehung. Keine statistischen Unterschiede ergaben sich in nonverbaler Kommunikation außerhalb der

Therapie. Von Nebenwirkungen wurde von keiner der untersuchten Studien berichtet (Geretsegger et al., 2014).

Whipple (2004) untersuchte in ihrer Meta-Analyse *Music in Intervention for Children and Adolescents with Autism* neun Studien mit Teilnehmern von 2 ½ bis 21 Jahren. Die erfassten Merkmale der Studien waren hierbei etwas weiter gefasst und umfassten neben Kommunikation und sozialer Interaktion auch Bereiche wie herausforderndes Verhalten und kognitive und motorische Fähigkeiten. Sie berichtet von einer Gesamteffektstärke von d=0.77 und einer mittleren gewichteten Korrelation von r=0.36 (p=0.00). Sie kommt zu dem Schluss, dass »benefits are not differentiated based on treatment design, age of subject, music used, source of research, treatment metholody, or profession of the music provider« (Whipple, 2004, S. 99). Hierzu ist allerdings anzumerken, dass diese doch recht weitreichende und undifferenzierte Einschätzung vieler Orts Gegenstand von Kritik ist (Accordino et al., 2007; T. Wigram & Gold, 2006).

Der Umstand, dass sich ein Großteil der Forschungsbemühungen auf den Altersbereich vor Schuleintritt konzentriert, mag darin begründet liegen, dass man sich von einer früh einsetzenden Intervention allgemein größeren positiven Einfluss auf die nachfolgende Entwicklung verspricht. »Early intervention: children diagnosed early (aged 2–5) especially those with autism or PDD have a better long term prognosis when music therapy and other therapies are started early« (Wigram, 2002, S. 20). Auch wenn dem nichts entgegenzusetzen ist, darf dieser Umstand dennoch nicht dazu führen, dass einem möglichen positiven Nutzen von Musiktherapie für Kinder und Jugendliche zwischen 6 und 18 Jahren nicht nachgegangen wird. Vor allem für all diejenigen, die in ihrer frühen Kindheit keine musiktherapeutische oder andere Intervention genossen haben.

Vor dem Hintergrund dieses systematischen Reviews und des aktuellen Forschungsstandes bedarf es daher trotz der potentiellen Verfügbarkeit dieser Zielgruppe im Schulalltag weiterer Evidenz, bevor eine mögliche Implementierung von Musiktherapie in den Schulalltag weiter diskutiert werden kann.

Was die Erforschung der Effekte von Musiktherapie auf Kinder und Jugendliche mit ASS außer den bereits genannten Aspekten (wie bspw. geeignete Messinstrumente und die Heterogenität der Zielgruppe) weiterhin erschwert, sind folgende:

Verfügbarkeit und Größe der Stichprobe. Alle der diesem Review zugrunde liegenden Studien basieren auf relativ kleinen Stichproben. Das mag vor allem daran liegen, dass in einem erreichbaren Radius um das geographische Zentrum einer Forschung einfach nicht mehr Kinder und Jugendliche mit ASS verfügbar sind. Diese müssen von den Eltern oder Betreuern zu den regelmäßig stattfindenden Interventionen gefahren werden können. Das äußerst heterogene Erscheinungsbild von ASS würde aber eine möglichst große Stichprobe erfordern, um zwei im Durchschnitt vergleichbare Gruppen erzeugen zu können. Dies ist aber in der Regel nicht der Fall, sodass Unterschiede zwischen Experimental- und Kontrollgruppe schlechter interpretiert werden können. Hinzu kommt, dass mit derartig kleinen Stichproben auch statistisch immer eine geringere Signifikanz einhergeht. Somit hat es die Untersuchung schwer, signifikante Ergebnisse zu produzieren, was die Wirkung von Musiktherapie weiterhin in Frage stellt.

Keine einheitliche, standardisierte Musiktherapie. Zunächst steht die Forschung ganz wertfrei vor dem Problem, dass es zahlreiche verschiedene Ansätze zur Musiktherapie gibt. So ist keine musiktherapeutische Intervention aus Studie A mit der aus Studie B vergleichbar. Viele der zum Einsatz kommenden Techniken innerhalb der Interventionen sind nicht hinreichend auf ihre Wirkung untersucht (Reschke-Hernandez, 2011). Gerade im Hinblick auf improvisatorische Musiktherapie wird diese Problematik deutlich. Diese Improvisationen entstehen spontan, werden nirgends notiert, sind nicht wiederholbar und fundieren geradezu auf situativer Interaktion und sind damit auch selbstverständlich nicht vergleichbar. Vor dem Hintergrund dieses Problems gibt es bereits Ansätze von Robb und Carpenter (2009), die Leitlinien zur genauen Dokumentation von musiktherapeutischen Vorgängen erstellt haben (Stegemann & Schmidt, in Bernatzky & Kreutz, 2015). Trotzdem darf kritisch hinterfragt werden, ob sich das Problem damit lösen lässt, denn eine genaue und transparente Dokumentation des gesamten Vorgehens einer Therapiesitzung (gerade einer improvisatorischen) bringt etliche Schwierigkeiten mit sich. Möglicherweise kann aber in diesem Zusammenhang auch ein Augenmerk auf die Einheitlichkeit und Qualität der musiktherapeutischen Ausbildung dazu beitragen. Gemäß dem Motto: Musiktherapie ist das, was ein gut ausgebildeter, qualifizierter und erfahrener Musiktherapeut in seiner Therapiesitzung tut.

Die **methodische Durchführung** des systematischen Reviews erfolgte in Anlehnung an das *Centre for Reviews and Dissemination* der *University of York* (2009) sowie in Anlehnung an das *Cochrane Handbook for Systematic Reviews of Interventions*, auf welches das *Centre for Reviews and Dissemination* ebenfalls verweist. Allerdings muss an dieser Stelle darauf hingewiesen werden, dass die dort zu findenden Richtlinien weitaus tiefgehender und weitreichender sind, als dass sie im Rahmen dieser Arbeit in sämtlichen Details und voller Tiefe zur Anwendung hätten kommen können. Im Einzelnen:

Der theoretische Hintergrund wurde in den einzelnen Bereichen sorgfältig recherchiert und wann immer möglich wurden neben Fachbüchern auch aktuelle Artikel und Publikationen mit einbezogen. Ein Teil dieser Artikel war in englischer Sprache verfasst, sodass es – gerade bei fachlich anspruchsvoller Literatur – prinzipiell möglich ist, dass sich Übersetzungs- oder Verständnisfehler eingeschlichen haben. Die Auswahl und der Ausschluss einzelner Themenaspekte sowie die Entscheidung über die Intensität ihrer Bearbeitung erfolgten teilweise subjektiv, sodass es möglich ist, dass wichtige Aspekte übergangen wurden oder weniger wichtige zu intensiv bearbeitet wurden.

Die Suche wurde lediglich unter Zuhilfenahme des *Web of Science* durchgeführt. Möglicherweise konnten dadurch relevante Studien nicht berücksichtigt werden. Dieser Möglichkeit wurde allerdings versucht entgegenzuwirken, indem die Verweise und Literaturverzeichnisse relevanter Meta-Analysen und anderer systematischer und narrativer Reviews sowie themenverwandter Übersichtsarbeiten (z.B. zu alternativer Medizin, CAM) gewissenhaft durchgesehen wurden. Alle potentiell für die Volltextsichtung relevanten Artikel konnten letztendlich (auch per E-Mail-Request) besorgt werden.

In der Auswertung wurden die aus subjektiver Sicht relevantesten Daten der Studien vorgestellt. Auch hier besteht trotz größter Sorgfalt die grundsätzliche Möglichkeit, dass es bei der Übersetzung aus dem Englischen zu Interpretationsfehlern kommen konnte. Des Weiteren könnten objektiv intendierte Ergebnisdarstellungen durch subjektive oder interpretatorische Formulierungen gefärbt sein.

9 Ausblick

Das vorliegende systematische Review hat in erster Linie gezeigt, dass es sehr wenige (vor allem qualitativ hochwertige) Studien zum Thema »Effekte musiktherapeutischer Interventionen auf die soziale Kompetenz von 6- bis 18-jährigen Kindern und Jugendlichen mit ASS« gibt. Wobei die hier einschränkende Komponente vor allem den Altersbereich betrifft. Zur Wirksamkeit musiktherapeutischer Interventionen auf über sechs-, neun- oder gar zwölfjährige Kinder und Jugendliche mit ASS lassen sich kaum empirisch abgesicherte Informationen finden. Daher sind unbedingt weitere Forschungen notwendig, um die Frage nach der Wirksamkeit von Musiktherapie auf diese Zielgruppe zu beantworten.

Des Weiteren sollten diese Forschungen (zusätzlich neben den daseinsberechtigten Fallstudien) vermehrt in Form von qualitativ hochwertigen randomisierten kontrollierten Studien stattfinden, um etwaige positive Effekte zu bestätigen oder aber zu verwerfen.

In diesem Zusammenhang sind größere Stichproben unbedingt erforderlich. Sowohl um die Heterogenität der Zielgruppe zu relativieren als auch um die statistischen Analysen und deren Interpretation zu vereinfachen.

Um die Aussagekraft dieser Studien zu stützen und um Vergleiche zwischen Studien anstellen zu können, werden dringend bessere Messinstrumente benötigt. Diese sollten möglicherweise (zusätzlich) eine Implementierung von Videoanalysen in Betracht ziehen.

Möglicherweise würde auch eine Verlängerung der Interventionsphasen neue Erkenntnisse bringen. Bei Studien, die über einen stetigen Anstieg innerhalb des Interventionszeitraums berichten, stellt sich die Frage, wie lange dieser noch angedauert hätte und was nach diesem stetigen Anstieg passiert. Auch Erkenntnisse über andauernde Effekte von Musiktherapie sind rar. Es müssten mehr und langfristigere Follow-Ups durchgeführt werden.

Für die Praxis der Musiktherapie könnte es von Vorteil sein, den jeweils aktuellen Forschungsstand ihrer Disziplin zu verfolgen. Auch ein Austausch mit der Sonderpädagogik wäre wünschenswert, immerhin stellt die Zielgruppe eine gemeinsame Schnittstelle dar. Die Sonderpädagogik als relativ breit aufgestellte Wissenschaft könnte sicher von der Expertise qualifizierter Musiktherapeuten (und vielleicht auch umgekehrt) profitieren. Es könnten interdisziplinäre Workshops stattfinden, in denen Erfahrungen und nützliche Erkenntnisse ausgetauscht werden. Aber auch ein reger Austausch innerhalb der Disziplin Musiktherapie wäre vorteilhaft.

Zu guter Letzt noch ein Ausblick auf eine vielversprechende Studie von Gold & Bieleninik (2016), die in einiger Hinsicht den o.a. Folgerungen und Empfehlungen bereits entspricht. In einer ersten multizentralen randomisierten kontrollierten Studie werden insgesamt 364 Kinder aus neun Ländern zwischen 4;0 und 6;11 Jahren über einen Zeitraum von fünf Monaten einer der drei Gruppen zugeteilt: 1) einmal wöchentlich Musiktherapie, 2) dreimal wöchentlich Musiktherapie oder 3) Standardmaßnahmen. Neben Komponenten sozialer Kompetenzen soll auch die Lebensqualität erfasst werden. Erhebungszeitpunkte sind nach zwei, fünf und zwölf Monaten vorgesehen. Leider liegt diese Studie zum Abschluss dieser Arbeit noch nicht vor (Gold & Bieleninik, 2016).

10 Literaturverzeichnis

Literatur- und Quellenverzeichnis

Accordino, R., Comer, R., & Heller, W. B. (2007). Searching for music's potential: A critical examination of research on music therapy with individuals with autism. *Research in Autism Spectrum Disorders, 1*(1), 101-115.

Argstatter, H., Hillecke, T. K., Bradt, J., & Dileo, C. (2007). Der Stand der Wirksamkeitsforschung – Ein systematisches Review musiktherapeutischer Meta-Analysen. *Verhaltenstherapie & Verhaltensmedizin, 28*(1), 39-61.

Bernatzky, G., & Kreutz, G. (2015). *Musik und Medizin: Chancen für Therapie, Prävention und Bildung.* Vienna: Springer.

Bölte, S. (2009). *Autismus : Spektrum, Ursachen, Diagnostik, Intervention, Perspektiven* (1. Aufl. ed.). Bern: Huber.

Brondino, N., Fusar-Poli, L., Rocchetti, M., Provenzani, U., Barale, F., & Politi, P. (2015). Complementary and Alternative Therapies for Autism Spectrum Disorder. *Evidence-Based Complementary and Alternative Medicine.*

Dilling, H., Freyberger, H. J., & Cooper, J. E. (2014). *Taschenführer zur ICD-10-Klassifikation psychischer Störungen: mit Glossar und diagnostischen Kriterien sowie Referenztabellen ICD-10 vs. ICD-9 und ICD-10 vs. DSM-IV-TR.* (7., überarb. Aufl. unter Berücks. der Änderungen entsprechend ICD-10-GM (German Modification) 2014 ed.). Bern: Huber.

Dorsch, F., Wirtz, M. A., & Strohmer, J. (2013). *Dorsch - Lexikon der Psychologie* (16., vollst. überarb. Aufl. ed.). Bern: Huber.

Egger, J. W. (2015). *Integrative Verhaltenstherapie und psychotherapeutische Medizin : ein biopsychosoziales Modell.* Wiesbaden: Springer.

Elsabbagh, M., Divan, G., Koh, Y. J., Kim, Y. S., Kauchali, S., Marcin, C., Fombonne, E. (2012). Global Prevalence of Autism and Other Pervasive Developmental Disorders. *Autism Research, 5*(3), 160-179.

Eren, B. (2014). Use of Music in Special Education and Application Examples from Turkey. *Procedia - Social and Behavioral Sciences, 116*, 2593-2597.

Falkai, P., Wittchen, H.-U., Döpfner, M., Gaebel, W., Maier, W., Rief, W., Zaudig, M. (2015). *Diagnostische Kriterien DSM-5. Desk reference to the diagnostic criteria from DSM-5* (1. Auflage ed.). Göttingen: Hogrefe.

Fombonne, E. (2009). Epidemiology of Pervasive Developmental Disorders. *Pediatric Research, 65*(6), 591-598.

Frohne-Hagemann, I., & Pleß-Adamczyk, H. (2005). *Indikation Musiktherapie bei psychischen Problemen im Kindes- und Jugendalter: musiktherapeutische Diagnostik und Manual nach ICD-10.* Göttingen: Vandenhoeck & Ruprecht.

Geretsegger, M., Elefant, C., Mossler, K. A., & Gold, C. (2014). Music therapy for people with autism spectrum disorder. *Cochrane Database of Systematic Reviews*(6).

Geretsegger, M., Holck, U., & Gold, C. (2012). Randomised controlled trial of improvisational music therapy's effectiveness for children with autism spectrum disorders (TIME-A): study protocol. *Bmc Pediatrics, 12*, 9.

Gold, C., & Bieleninik, L. (2016). Short-term effects of improvisational music therapy for children with autism spectrum disorder: findings from the TIME-A randomised trial. *Nordic Journal of Music Therapy, 25*, 28-28.

Gold, C., Voracek, M., & Wigram, T. (2004). Effects of music therapy for children and adolescents with psychopathology: a meta-analysis. *J Child Psychol Psychiatry, 45*(6), 1054-1063.

Gold, C., Wigram, T., & Elefant, C. (2006). Music therapy for autistic spectrum disorder. *Cochrane Database of Systematic Reviews*(2), 21.

Jugert, G. (2013). *Soziale Kompetenz für Jugendliche: Grundlagen und Training* (8. Aufl. ed.). Weinheim [u.a.]: Beltz Juventa.

Kamp-Becker, I., & Bölte, S. (2014). *Autismus* (2. Aufl. ed.). München [u.a.]: Reinhardt [u.a.].

Kanning, U. P. (2015). *Soziale Kompetenzen fördern* (2., überarb. Aufl. ed.). Göttingen [u.a.]: Hogrefe.

Kazdin, A. E. (2000). Encyclopedia of psychology. Oxford [u.a.]: American Psychiatric Association, Oxford Univ. Press.

Kim, J., Wigram, T., & Gold, C. (2008). The effects of improvisational music therapy on joint attention behaviors in autistic children: A randomized controlled study. *Journal of Autism and Developmental Disorders, 38*(9), 1758-1766.

Kim, J., Wigram, T., & Gold, C. (2009). Emotional, motivational and interpersonal responsiveness of children with autism in improvisational music therapy. *Autism, 13*(4), 389-409.

Kim, Y. S., Leventhal, B. L., Koh, Y. J., Fombonne, E., Laska, E., Lim, E. C., . . . Grinker, R. R. (2011). Prevalence of Autism Spectrum Disorders in a Total Population Sample. *American Journal of Psychiatry, 168*(9), 904-912.

Koelsch, S., & Fritz, T. (2007). Neuronale Korrelate der Musikverarbeitung. *Verhaltenstherapie und Verhaltensmedizin*(1).

Körber, A. (2013). Music therapy. *Psychotherapeut, 58*(1), 79-99.

Kumbier, E., Domes, G., Herpertz-Dahlmann, B., & Herpertz, S. C. (2010). Autism and autistic disorders. *Der Nervenarzt, 81*(1), 55-65.

Kümmel, W. F. (1977). *Musik und Medizin : ihre Wechselbeziehungen in Theorie und Praxis von 800 bis 1800* (1. Aufl. ed.). Freiburg [u.a.]: Alber.

Levesque, R. J. R. (2011). Theory of Mind. In R. J. R. Levesque (Ed.), *Encyclopedia of Adolescence* (pp. 2959-2960). New York, NY: Springer New York.

Liu, K., Zerubavel, N., & Bearman, P. (2010). SOCIAL DEMOGRAPHIC CHANGE AND AUTISM. *Demography, 47*(2), 327-343.

Lohaus, A., Vierhaus, M., & Maass, A. (2010). *Entwicklungspsychologie des Kindes- und Jugendalters für Bachelor*. Berlin [u.a.]: Springer.

Mastnak, W. (2013). Neuropsychologische Schlüsselprobleme der Musiktherapie. *Musik-, Tanz und Kunsttherapie, 24*(2), 75-88.

Petermann, F. (2008). *Lehrbuch der klinischen Kinderpsychologie* (6., vollst. überarb. Aufl. ed.). Göttingen [u.a.]: Hogrefe.

Plahl, C., & Koch-Temming, H. (2008). *Musiktherapie mit Kindern: Grundlagen - Methoden - Praxisfelder* (2., aktualisierte Aufl. ed.). Bern: Huber.

Poustka, F., Bölte, S., Feineis-Matthews, S., & Schmötzer, G. (2008). *Autistische Störungen* (2., aktualisierte Aufl. ed.). Göttingen [u.a.]: Hogrefe.

Quenzel, G. (2015). *Entwicklungsaufgaben und Gesundheit im Jugendalter*. Weinheim; Basel: Beltz Juventa.

Reschke-Hernandez, A. E. (2011). History of Music Therapy Treatment Interventions for Children with Autism. *Journal of Music Therapy, 48*(2), 169-207.

Rutter, M. (2005). Incidence of autism spectrum disorders: Changes over time and their meaning. *Acta Paediatrica, 94*(1), 2-15.

Schwarzer, G., & Jovanovic, B. (2015). *Entwicklungspsychologie der Kindheit* (1. Auflage ed.). Stuttgart: Verlag W. Kohlhammer.

Simpson, K., & Keen, D. (2011). Music Interventions for Children with Autism: Narrative Review of the Literature. *Journal of Autism and Developmental Disorders, 41*(11), 1507-1514.

Stegemann, T., & Schmidt, H.-U. (2010). Zur Indikation und Kontraindikation von Musiktherapie in der Kinder- und Jugendpsychiatrie - eine Fragebogenuntersuchung: A pilot investigation on indication and contraindication of music therapy in child and adolescent psychiatry. *Musiktherapeutische Umschau, 31*(2), 87-101.

Theunissen, G., & Paetz, H. (2011). *Autismus: neues Denken - Empowerment - Best-Practice*. Stuttgart: Kohlhammer.

University of York (2009). *Systematic reviews : CRD's guidance for undertaking reviews in health care*. York: CRD, University of York.

Wan, C. Y., Ruber, T., Hohmann, A., & Schlaug, G. (2010). THE THERAPEUTIC EFFECTS OF SINGING IN NEUROLOGICAL DISORDERS. *Music Perception, 27*(4), 287-295.

Wheeler, D., Williams, K., Seida, J., & Ospina, M. (2008). The Cochrane Library and Autism Spectrum Disorder: An Overview of Reviews. *Evidence-Based Child Health: A Cochrane Review Journal, 3*(1), 3-15.

Whipple, J. (2004). Music in intervention for children and adolescents with autism: A meta-analysis. *Journal of Music Therapy, 41*(2), 90-106.

Wigram, T., & Gold, C. (2006). Music therapy in the assessment and treatment of autistic spectrum disorder: clinical application and research evidence. *Child Care Health and Development, 32*(5), 535-542.

Yinger, O. S., & Gooding, L. (2014). Music Therapy and Music Medicine for Children and Adolescents. *Child and Adolescent Psychiatric Clinics of North America, 23*(3), 535.

Internetquellen

DMTG. (2016). Deutsche Musiktherapeutische Gesellschaft: Definition. Retrieved from http://www.musiktherapie.de/musiktherapie/definition.html (zuletzt gesichtet am 29.09.2016).

Grubich, R. (2008). Autismus und Integration - Die Quadratur des Kreises?! Retrieved from http://bidok.uibk.ac.at/library/grubich-autismus-dipl.html (zuletzt gesichtet am 29.09.2016).

Higgins, J. P., & Green, S. (2011, 2011). Cochrane Handbook for Systematic Reviews of Interventions (Version 5.1.0). Retrieved from http://handbook.cochrane.org/ (zuletzt gesichtet am 29.09.2016).

Landesschulbehörde Niedersachsen (2016, 01.08.2016). Schulpflicht Niedersächsische Landesschulbehörde. Retrieved from https://www. landesschulbehoerde-niedersachsen.de/themen/schueler/schulbesuch/schulpflicht (zuletzt gesichtet am 29.09.2016).

Statistisches Bundesamt (2016). Staat & Gesellschaft - Bevölkerungsstand - Bevölkerung - Statistisches Bundesamt (Destatis). Retrieved from https://www.destatis.de/DE/ZahlenFakten/GesellschaftStaat/Bevoelkerung/ Bevoelkerungsstand/Tabellen_/lrbev01.html (zuletzt gesichtet am 29.09.2016).

WHO. (2016, 21.12.2015). Internationale statistische Klassifikation der Krankheiten und verwandter Gesundheitsprobleme, 10. Revision, German Modification. Retrieved from http://www.dimdi.de/static/de/klassi/icd-10-gm/kodesuche/ onlinefassungen/htmlgm2016/ (zuletzt gesichtet am 29.09.2016).

Wigram, T. (2002). Indications in Music Therapy: Evidence from assessment that can identify the expactations of music therapy as a treatment for Autistic Spectrum Disorder (ASD): meeting the challenge of Evidence Based Practice. Retrieved from http://www.musictherapy.ca/documents/confproc/2002/Tony%20Wigram%20-Indications%20in%20Music%20Therapy.pdf (zuletzt gesichtet am 29.09.2016).

In die Auswertung einbezogene Studien

Edgerton, C. L. (1994). THE EFFECT OF IMPROVISATIONAL MUSIC-THERAPY ON THE COMMUNICATIVE BEHAVIORS OF AUTISTIC-CHILDREN. *Journal of Music Therapy, 31*(1), 31-62.

Gattino, G. S., Riesgo, R. D., Longo, D., Leite, J. C. L., & Faccini, L. S. (2011). Effects of relational music therapy on communication of children with autism: a randomized controlled study. *Nordic Journal of Music Therapy, 20*(2), 142-154.

Iseri, E., Guney, E., Guvenc, R. O., Azize, A. G., Ceylan, M. F., Cirak, E., . . . Sahnur, S. (2014). Music Therapy and Hormonal Responses in Autism. *25*, 4.

LaGasse, A. B. (2014). Effects of a Music Therapy Group Intervention on Enhancing Social Skills in Children with Autism. *Journal of Music Therapy, 51*(3), 250-275.

Anhang

Kasten 7: Diagnostische Kriterien für Autismus-Spektrum-Störung (DSM-5) (Falkai et al., 2015)

Diagnostische Kriterien für Autismus-Spektrum-Störung:

A. Anhaltende Defizite in der sozialen Kommunikation und sozialen Interaktion über verschiedene Kontexte hinweg. Diese manifestieren sich in folgenden aktuell oder in der Vergangenheit erfüllten Merkmalen (die Beispiele sind erläuternd, nicht vollständig):

1. Defizite in der sozial-emotionalen Gegenseitigkeit. Diese reichen z.B. von einer abnormen sozialen Kontaktaufnahme und dem Fehlen von normaler wechselseitiger Konversation sowie einem verminderten Austausch von Interessen, Gefühlen oder Affekten bis hin zum Unvermögen, auf soziale Interaktion zu reagieren bzw. diese zu initiieren.

2. Defizite im nonverbalen Kommunikationsverhalten, das in sozialen Interaktionen eingesetzt wird. Diese reichen z.B. von einer schlecht aufeinander abgestimmten verbalen und nonverbalen Kommunikation bis zu abnormem Blickkontakt und abnormer Körpersprache oder von Defiziten im Verständnis und Gebrauch von Gestik bis hin zu einem vollständigen Fehlen von Mimik und nonverbaler Kommunikation.

3. Defizite in der Aufnahme, Aufrechterhaltung und dem Verständnis von Beziehungen. Diese reichen z.B. von Schwierigkeiten, das eigene Verhalten an verschiedene soziale Kontexte anzupassen, über Schwierigkeiten, sich in Rollenspielen auszutauschen oder Freundschaften zu schließen, bis hin zum vollständigen Fehlen von Interesse an Gleichaltrigen.

B. Eingeschränkte, repetitive Verhaltensmuster, Interessen oder Aktivitäten, die sich in mindestens zwei der folgenden aktuell oder in der Vergangenheit erfüllten Merkmalen manifestieren.

1. Stereotype oder repetitive motorische Bewegungsabläufe, stereotyper oder repetitiver Gebrauch von Objekten oder von Sprache (z.B. einfache motorische Stereotypien, Aufreihen von Spielzeug oder das Hin- und Herbewegen von Objekten, Echolalie, idiosynkratischer Sprachgebrauch).

2. Festhalten an Gleichbleibendem, unflexibles Festhalten an Routinen oder an ritualisierten Mustern verbalen oder nonverbalen Verhaltens (z.B. extremes Unbehagen bei kleinen Veränderungen, Schwierigkeiten bei Übergängen, rigide Denkmuster oder Begrüßungsrituale, Bedürfnis, täglich den gleichen Weg zu gehen oder das gleiche Essen zu sich zu nehmen).

3. Hochgradig begrenzte, fixierte Interessen, die in ihrer Intensität oder ihrem Inhalt abnorm sind (z.B. starke Bindung an oder Beschäftigen mit ungewöhnlichen Objekten, extrem umschriebene oder perseverierende Interessen).

4. Hyper- oder Hyporeaktivität auf sensorische Reize oder ungewöhnliches Interesse an Umweltreizen (z.B. scheinbare Gleichgültigkeit gegenüber Schmerz/Temperatur, ablehnende Reaktion auf spezifische Geräusche, Strukturen oder Oberflächen, exzessives Beriechen oder Berühren von Objekten, visuelle Faszination für Licht oder Bewegungen).

C. Die Symptome müssen bereits in der frühen Entwicklungsphase vorliegen (Sie manifestieren sich möglicherweise aber erst dann, wenn die sozialen Anforderungen die begrenzten Möglichkeiten überschreiten. In späteren Lebensphasen können sie auch durch erlernte Strategien überdeckt werden.).

D. Die Symptome verursachen in klinisch bedeutsamer Weise Leiden oder Beeinträchtigungen in sozialen, beruflichen oder anderen wichtigen Funktionsbereichen.

E. Diese Störungen können nicht besser durch eine intellektuelle Beeinträchtigung oder eine Allgemeine Entwicklungsverzögerung erklärt werden.